子育てと健康

14

シリーズ

指しゃぶりには わけがある

正しい理解と適切な対応のために

岩倉政城
（東北大学大学院助教授・歯科医）

大月書店

指しゃぶりにはわけがある◆目次

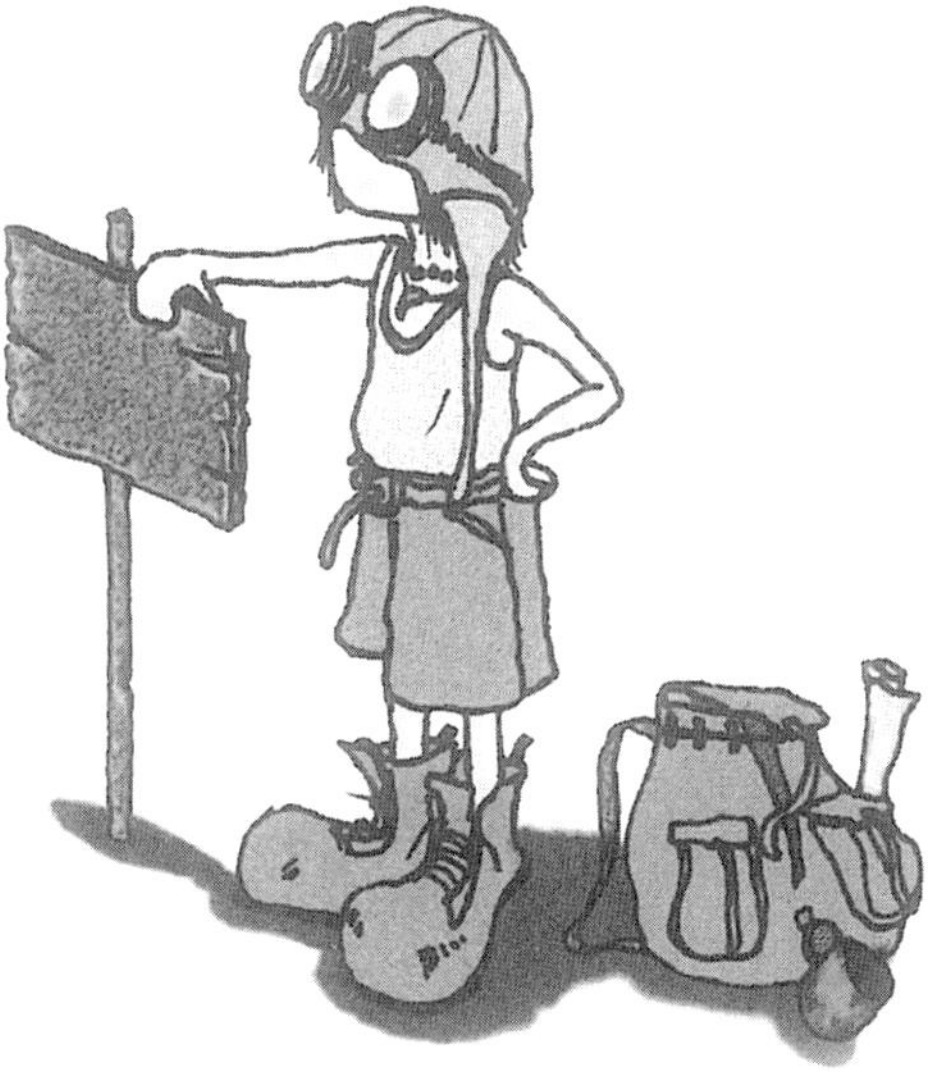

1 発達保障としての指しゃぶり

2 心理的課題をはらんだ指しゃぶり

3 指しゃぶりをどう治すか

●装幀・レイアウト——渡辺美知子●カバー画——オノビン●本文イラスト——梅原龍

1

発達保障としての指しゃぶり

はじめに

お母さんや小児科医の多くは指しゃぶりには寛容です。乳児の指しゃぶりを見て、お母さんたちは「かわいい」とか、「ねむくなった？」「おなかすいちゃったんだねー」「あら、さみしいの？」と赤ちゃんに共感します。赤ちゃんに対する思いやりにあふれた、母親の「まなざし」が感じとれます。ところが一歳半健診の制度化にともなって歯科医師・歯科衛生士が「指導」に加わるにつれて、指しゃぶりや母乳育児が被告席に立たされてしまう事態がときにおこるようになりました。「指しゃぶりは不正咬合になる」、「母乳育児はむし歯を作る」というわけです。

子どもをおおらかにはぐくむ共感という総論は、歯科保健という各論からの横風でぐらついています。

指しゃぶりは矯正するべきものなのでしょうか。それとも放っておいてよいものなのでしょうか。そのことについて、これから一緒に考えてみたいと思います。

動物にとって口とは何か

■口のない動物

まず、指しゃぶりの舞台になる私たち人間の口とはどんなものなのかを考えてみました。そのためには、人間の祖先である動物の始まりにまでさかのぼらなければなりません。

動物にとって口とはそもそも何のために必要なものなのでしょうか。植物は口をもっていません。それではなにを食べているのでしょう。光合成で自前で炭水化物(でんぷん)を作って食べています。空気のなかにいっぱいある炭酸ガスと太陽の光があれば、自分でどんどんエサをつくることができます。ですから、口がいりません。

では、動物はみんな口をもっているのでしょうか。動物もはじめから口をもっていたわけではありません。単細胞生物のアメーバは、口も目も耳もありません。目の見えないこの動物は本来は丸い形をしています。でも、丸いままでいると飢え死にしてしまうので、仮足という突起をだして、ず〜っとのばしていきます。そして、なにかが触ると仮足を二股に分けてエサを囲み込み、自分の体のなかにとり込んで食事をしています。食べ終わるのに一番速いもので四時間、長いものでは八時間くらいかかります。口がないので、手間暇がかかってたいへんです。

これではたまらないということで、工夫した動物がいました。イソギンチャクという腔腸《こうちょう》動物です。「キンチャク」という名前のとおり、口しかありません。触手という、人間でいえば唇と舌にあたる部分が外にむき出しになっています。なにかがくると敏感な触手でとらえ、胃袋に入れて食べ、残りカスを口からはきだします。まだ肛門はありません。そこでさらに進化した動物は、肛門をつくって、食べるところと出すところを別々につくりました。こうして動物は両生類や、われわれ人間のような哺乳類へと進化していったのです。

■口はもっとも敏感な臓器

ここで大切なことは、アメーバの仮足やイソギンチャクの触手のように、口の役割をしているところは触ったエサをいち早く感じ取って取り込めるように、感覚が集中した最も敏感な場所になっている点です。

ですから、哺乳類の口も同じです。次のページの猿の親子を見てください。親猿が子猿をなめてやっています。「アンタ、かわいいねぇ」とかわいがっています。子猿手で頭をなでているのではありません。口で触れ、舌でなめてやっています。子猿

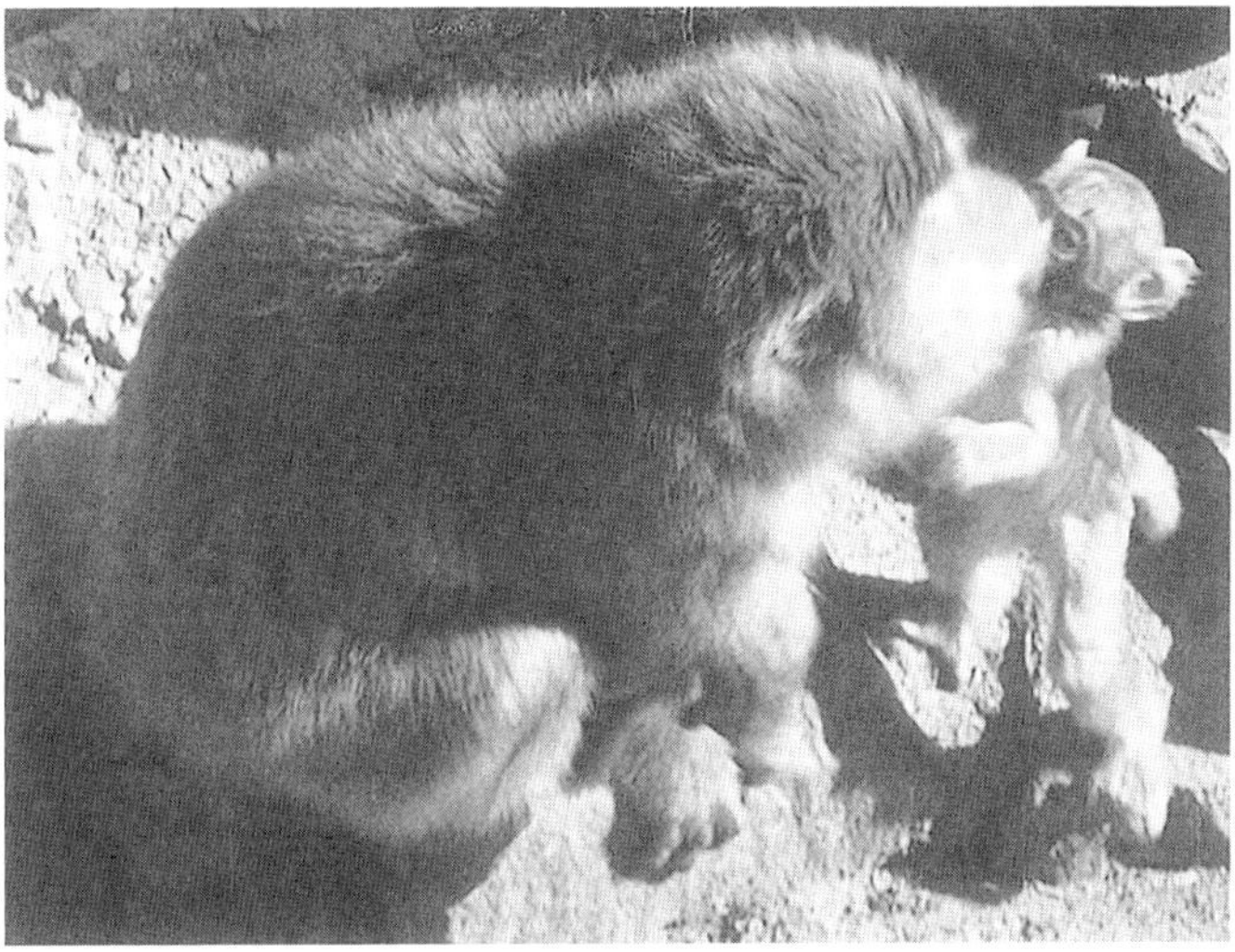

子猿をなめる母猿、子猿も口を使ってお返事。

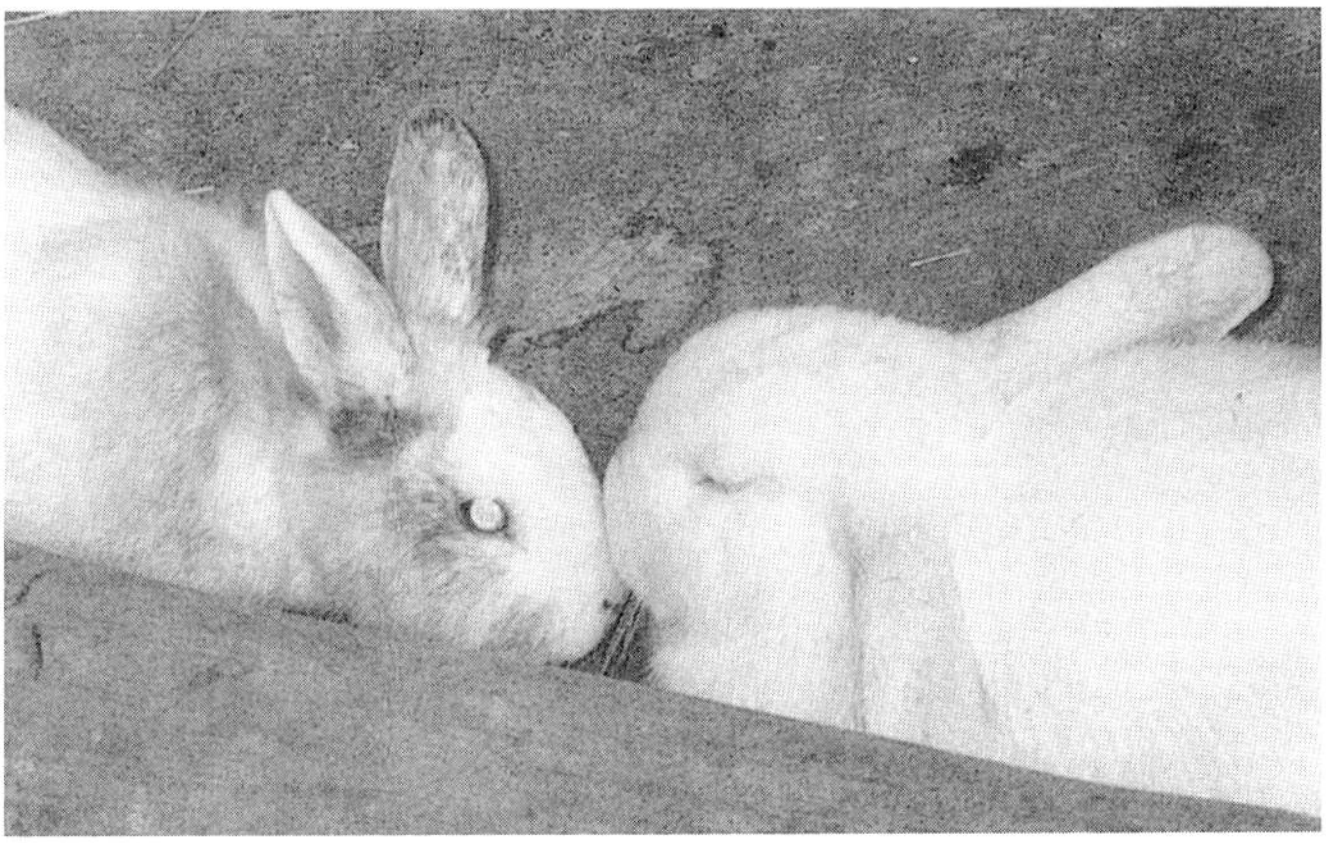

口であいさつしているうさぎたち、気持ちよさそうです。

もお母ちゃんが好きだという感情を口で伝えます。これは動物に共通している仕草です。サルもやっています。うさぎだってやっています（写真）。人間だって、口で好意や愛情を表現します。

動物はどうしてこんなに口にこだわるのでしょうか。それは、私たちの外側にあらわれた臓器のなかで、触覚・味覚・温覚などの感覚器官がもっとも集中したセンサーのかたまりだからなのです。

ヒトの胎児も、動物の進化に沿って尻尾ができたり、水かきを作ったりしながら人間へと育っていきます。赤ちゃんも動物ですから、おへそからの栄養を絶たれた瞬間から自分でエサを取り込まなければなりません。ですから、口という生きるか死ぬかにかかわる臓器を最優先で完成させます。同時に、そこはわずかな刺激にも反応できるような、もっとも敏感な臓器として作られていきます。

胎児のころから指しゃぶり

■胎児の吸啜《きゅうてつ》反射

受胎した卵子は分割を始めて球形の胚を作り、やがて中央がくびれてなかに入り込み、後に消化管となる窪みを作ります。この窪みが反対側に貫通して穴が開きます。これがヒトの「口」のもとになります。四週目には外観からも分かる横に裂けた口窩《こうか》ができますが、まだ目は穴があるだけで、鼻も耳も外観では見えません。

六週目頃からは手が伸びてきて、七週目ではしゃがみ込む形になり、口元に手が触れる状態になります。こうして、指しゃぶりの条件が整備されていきます（次ページの図参照）。

早産で出てきてしまう赤ちゃんをいろいろと研究したアメリカのハンフリーという女医さんがいます。早産で出てきた赤ちゃんの体をあちこちチクチク触って、どんな反応があるかを調べてみました。五〇日～六〇日目くらいの赤ちゃんのどこをつっついてもなんの反応もないのに、口のところを触ると、赤ちゃんが体をそらす運動をするということがわかりました。それではじめて、人間の体表の最初の感覚は口におこるのだということがわかってきたのです。

さて、それ以降、たいへんな勢いでいろいろな研究がはじまりました。超音波で胎内の赤ちゃんがなにをしているのかを調べてみると、指しゃぶりは、四カ月の終わり頃からはじまっていることがわかりました。これを私たちは、「吸啜《てつ》反射」といっています。吸は「吸う」、啜は「すする」という意味ですが、「すする」とはあまりいいませんから、「吸い反射」と覚えてくださって結構です。

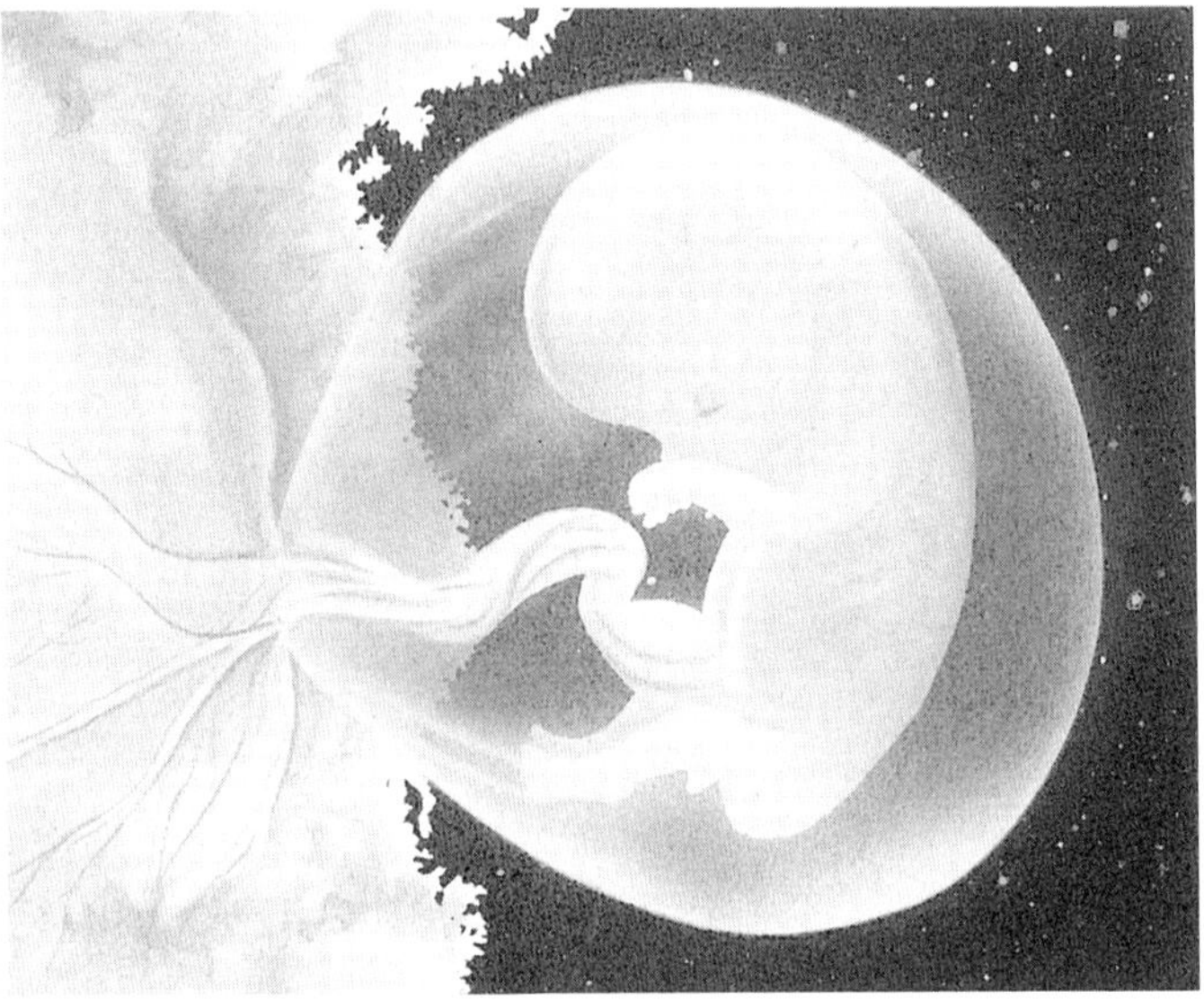

8週目の胎児（『障害を知る本②』大月書店刊より）

■胎児の探索反射

それと同時に、胎児はおなかのなかで「探索反射」といわれることをやっています。探索というのは、冒険して探索するという意味の探索です。胎児は四カ月くらい経つと、この「探索反射」がみられるようになります。

たとえば、鼻のあたまをほんのちょっと触ると、顔を上にあげて口をもってきます。あごの下を触ると顔を下に向けて口をもってきます。右のほっぺを触ると顔を右に、左のほっぺを触ると顔を左に動かして、口をもってきます。

つまり、なにかがきたらかならずそこへ口をもっていくわけです。へその緒にふれると、それを唇で触れたり、舌をだしてなめたりもします。なにをやっているのかというと、自分の外界を口というセンサーを使って勉強しているのです。

「お！　なんだ、これ？」って、目でもなく耳でもなく、まして、手でもなくて口をもっていって調べているのです。

■胎児は羊水を飲んでいる

そして、もうひとつ忘れてはいけないことは、胎児が羊水を飲む（羊水嚥下《えんげ》）ということです。これは、五カ月目の胎児で確認されています。出生直前の赤ちゃんは、一日に四五〇ミリリットルの羊水をゴクゴク飲んで、それを赤ちゃんの腎臓できれいにして小便としてだしています。それがまた羊水となるわけです。羊水には、赤ちゃんの皮膚からでてきたカスとか、子宮壁からはがれてきた老廃物がまじります。それがまっしろににごってくると、羊水混濁といって赤ちゃんが死んでしまいます。羊水混濁にならないようにするために、赤ちゃんも必死に自分の環境をきれいに整えているわけです。

新生児の指しゃぶりの意味

さて、生まれたばかりの赤ちゃんは、だれに教えられたわけでもないのに、お母さんのおっぱいを探りあて、口にふくんでチュウチュウと吸います。赤ちゃんが胎内で獲得してきた三つの反応、つまり探索反射（乳首を探して口にもっていく）、指しゃぶり（乳首を口にふくむ）、羊水嚥下（お乳を吸って飲む）、の三点セットは母乳を飲むためのトレーニングだったわけです。先にも話したようにヒトは動物ですから、生まれた瞬間から、おっぱいを吸うという自分を生かすための不可欠の機能をつくりあげるために、五カ月の段階で三つの反応が全部出そろうように最優先で口を発達させてきたのでした。

こうして胎内でトレーニングをしてきた赤ちゃんは、出産直後から乳首に吸いついておっぱいを飲む能力を持っています。日本ではいまだに出産後一日目でやっと抱かせてくれたり、おっぱいは初乳がだめだと授乳させてもらえないというケースが多いのは残念です。欧米では赤ちゃんが呼吸を始め（おぎゃーと産声を上げ）次第、へその緒がついたままでお母さんに抱かせることが一般化しています。

マルチニィらの観察では、出生三〇分後の赤ちゃんは八八％が起きていて、八三％が指しゃぶりをしています。この群では産院の方針で出生一時間後に授乳をおこないました。その結果、出生三時間半後には八八％の赤ちゃんが寝てしまい、指しゃぶりをしている赤ちゃんは一二％に減ってしまいました。血糖値をみてみると出生時四・一ミリモル／一だったものが出生三〇分後には三・五ミリモル／一に減少していました。これは、おなかがすくと指しゃぶりが増えるという結果を示しています。つまり、赤ちゃんの指しゃぶりは空腹をいやすための正常な、生きていくうえで必要な反応であることが分かります。

指しゃぶりは自己刺激

日本大学産婦人科の高橋らは、こんな実験をしています。一卵性双生児の赤ちゃんの鼻から管を入れて、おっぱいが直接胃袋へ入るようにしておきます。そして、ひとりの赤ちゃんにはおしゃぶりを与えて、体をさすってやり、もうひとりの赤ちゃんにはそれをしてあげません。こういう赤ちゃんを五組つくりました。

そして、数週間経ったところで体重を調べます。そうすると、おしゃぶりをもらったほうの赤ちゃんだけが体重が増えたのです。おしゃぶりがないと、ひどい場合は、体重がマイナスになっている赤ちゃんもいました。同じ量のおっぱいが胃袋にちゃんとはいっているにもかかわらず、体重が減っているのです。ということは、子どもの成長には栄養以外に口や体への接触刺激が必要だということを意味しています。

さて、それがなぜかを考えてみましょう。赤ちゃんの唇にチョンチョンと指をあてると、目をトロンと閉じて、唇が指を吸い取り、あっという間に幸せそうな顔になります。「お、いい。これ最高！」という表情です。

前に述べたように、人間の体の一番敏感な場所の第一位は口、そして第二位が指の先です。つまり、指しゃぶりは一番敏感な臓器と二番目に敏感な臓器との組み合わせです。赤ちゃんが指をしゃぶるのは、この組み合わせによって、自己刺激を求

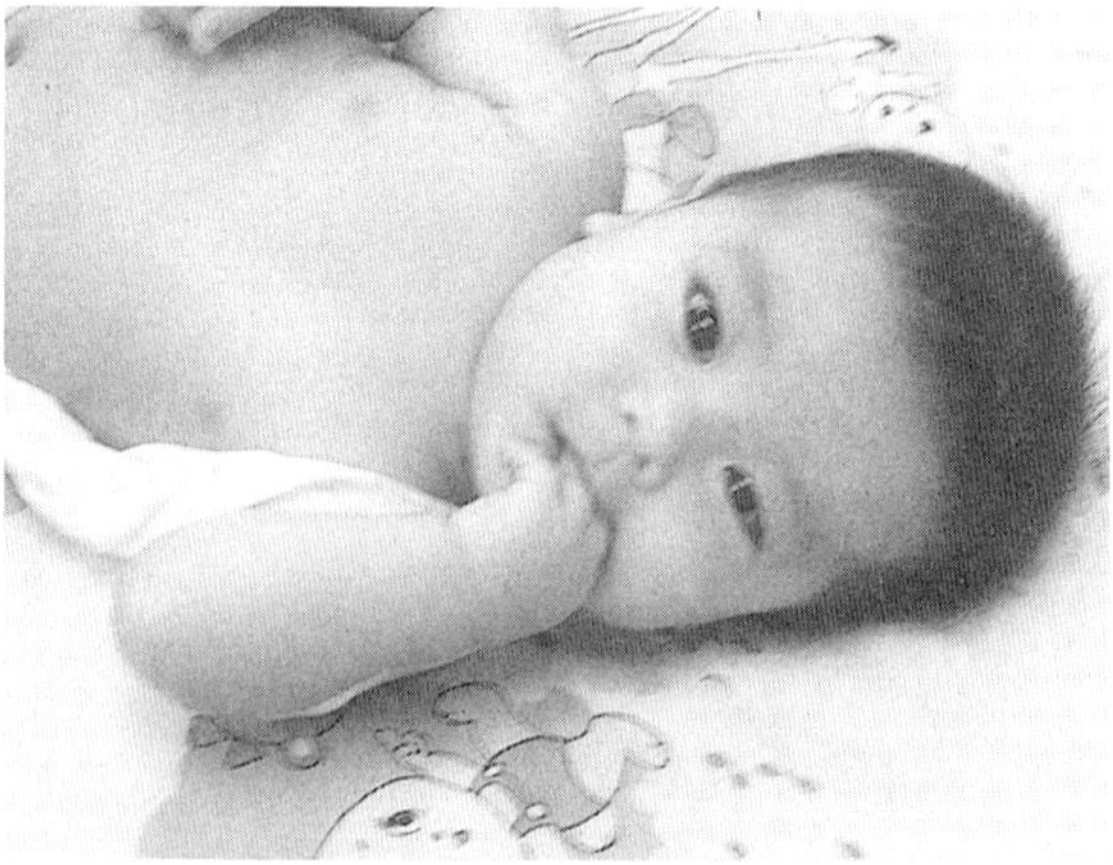

指しゃぶりを楽しんでいる。今日は４本いっしょにしゃぶって、ごきげん。

めている行動にほかならないのです。この刺激を求めるという行動そのものは人間のなかば宿命的な本能といえます。

動物は、「動」という文字が使われているだけあって、いつまでもじっとしていることができません。刺激を求めて行動すると、快感という報酬が得られるので、行動することが内在的な宿命となっています。それは食糧を手に入れる絶対的な条件でもあり、ひいては性のパートナーを求め、結果的に子孫を増やすために必要なことです。

さっきのアメーバでもそうです。同じ単細胞生物のゾウリムシも泳ぎまわってエサを求めて、またパートナーを求めて接合し、核（遺伝子のかたまり）を交換しあっています。アメーバが形を変えるのはなにが目的だったのでしょうか？　エサが目的でした。

そうやって、自分自身を育てることともうひとつ子孫を残すことが目的です。このふたつの仕事が、動物という生き物を、たえず行動し、刺激を求める衝動にかりたてています。

口という最も敏感な組織は触れているだけで快感が押し寄せます。赤ちゃんにとっても、口はたまらなく魅力的な場所で、手持ちぶさたのときには格好の遊び場です。離乳前の乳児期に見られる指しゃぶりは、人間（動物）としての自然な反応にほかならない素敵な子どものお仕事なのです。

離乳食のためのトレーニング

歯科にくる患者さんのなかには、全身麻酔をしなければ歯の治療ができない大人の人がいます。なぜ全身麻酔をするかというと、歯医者さんが口になにかをいれたとたんに吐き気がして、どうしても口を開いていられないからです。そこで、私が手にグローブをはめて、「私の指を好きなだけ口に入れてみてください」といって、患者さんに私の手を持たせ、自分で口のなかに私の人差し指を入れてもらいながら練習してもらい、なんとか治療ができるようになっていきます。

こんな方法も用います。「オェッ」と吐き出しそうになるといけないので、まずコップの水でガラガラとうがいをしてもらいます。そうするとのどの奥の所に水がころがります。その刺激を感じることで自分を訓練して、だんだんとガラガラができるようになって、やがて口に治療する道具が入ってもかまわないようにしていきます。

どうして、こんなことになってしまったのでしょうか。この人たちは幼い時期に口に対する刺激が少なかったために、いわゆる脱感作ができていないのです。口はものすごく敏感です。敏感だから少しでも異物が触ると反応がおこります。それを赤ちゃんはどうしているかというと、今日は指が一本入った。そのうち二本をつっこみ、ついに四本入った！ 今日は、げんこつをまるごと入れているというぐあいです。そういう特訓をして、固形物である食物を自分の口のなかで支配していくための練習をしています。おっぱいはなにもしなくても無加工で食べられます。ところが食べ物というのは、自分が口のなかにいれて、それを自分で加工するというたいへん高度な仕事をしなければなりません。離乳期以前の指しゃぶりというのは、その前提条件をつくっているという意味があるのです。

つまり、出生後の指しゃぶりは、口という敏感な組織が、将来いろいろな食べ物が口に入ったときに、嘔吐反射や吐き出しなどのパニックを起こさないための脱感作の役割も果たしています。離乳前の乳児が離乳食のトレーニングをしているという視点で見てあげることが大切です。

また同時に、このころの指しゃぶりには、口の時期の課題である、赤ちゃんが外の世界（おもちゃ、タオル、袖口、自分の手の指、ときには自分の足の指）を、口という敏感な組織を使って認識するという役割も果たしています。指をなめてはじっとその手を観察する、という動作のくり返しは自分の肉体の存在を確認しながら、自分がいる、そして他人がいるという、自他の境界を区分する精神発達の不可欠の課題を実行しているということでもあります。

幼児期の指しゃぶり

指しゃぶりは、こんなにも心地よく、また大切なものですから離乳期に入っても口に指をもっていくのが習慣になるのは当然です。母親に聞いた質問紙調査では、一歳を過ぎても一九・二%から三二・四%の赤ちゃんが指しゃぶりをしているという報告があります。これは質問が「よくしゃぶりますか」となっているため、親が「よく」ではないと思えば答えない仕組みなので、実際にはもっと多いのが実情です。指しゃぶりは眠いとき、おなかがすいて手持ちぶさたのとき、テレビを見ているときなどに誘発されます。こうした幼児期の指しゃぶりには、後で述べる固着した指しゃぶりへと移行するケースも見られますが、基本的にはおおらかな気持ちで見てあげてほしいものです。

■養育手抜きとしての指しゃぶり利用

幼児期の指しゃぶりは基本的には受け入れていきますが、その際、二つの点に留意する必要があります。

ひとつは、養育者（母親・保育者）が子どもとの交流にわずらわしさを感じている場合です。「指をしゃぶってくれないかな〜、そうすると静かになって私も楽なのに」という思いがあると、子どもの指しゃぶりが促進されて固着化を招くおそれが出てきます。指をしゃぶらず母親にかまってほしくてまとわりついてくると、母親が不機嫌になり、やむなく子どもがなぐさみに指をしゃぶると、お母さんはほっとして機嫌が良くなります。こんなことがくり返されると、子どもは母親の機嫌が良く、自分を安直に慰められる指しゃぶりへと傾斜していきます。

これは、ごほうび（強化子）をもらうとその行動が促進されるという、行動科学的強化によって習慣が定着するためです。指をしゃぶっておとなしくしていると、母親が機嫌がいいのは子どもへのごほうび（強化子）で、指しゃぶりからの快感も子どもへのごほうび（強化子）です。こうして、子どもはごほうびにつられて指しゃぶりの深みにはまってしまい、ぬけ出せなくなります。

指しゃぶりよりも楽しい遊びへのいざない、抱いたり、語りかけたり、おんもに出たりなど、転換を臨機にはかれる能力を養育者が持っているかどうかを見極めることが大切になります。

■「しつけ」という名目の指しゃぶり否定

二つめは、口にものや指を持っていくのはよくない。口は、おっぱいを飲んだり食べたりといった、生きていくために必要なときだけに使うべきで、楽しんだり暇に任せて指をしゃぶるべきではないという、一部の養育者にみられる硬直した視点です。指は汚い、おもちゃなめも汚い、という清潔への過剰なこだわりも養育者の硬直した傾向を高めます。

ここでたとえとして、日本のセックスに対する意識の変化を見てみましょう。これまで、「性とは子孫を産むためにあるので、楽しむ性や、自慰行為はいけないこと」とする純潔型の性教育が日本では主流で、これが正しいとされてきました。ですから、子どもに「うちは子どもが三人だから、お母さんとお父さんは三回セックスをしたの？」と、問われてどぎまぎした親もいるのではないでしょうか。今日では、「性は産むだけでなく、楽しみ、人との深い交流の要素でもあって、人間という動物に備わった自然の姿なのだ」とする教育が広がってきています。性欲動をやむない、隠すべきものとする歪んだセックス観がようやく修正されて、セックスは楽しむためのものでもあるという、性に対するおおらかな見方が定着しつつあります。

子どもの指しゃぶりへの養育者の「まなざし」にも、同様の修正が必要です。指しゃぶりはいけないものだとする価値観で、しゃぶっている子どもを見るときの大人の厳しい視線が子どもには不安です。自分が養育者から受容されていないのだという悲哀を育て、ますます指しゃぶりの世界へと追いやってしまいます。

　ここで問題になってくるのは指しゃぶりではなく、その背後にある母子関係のあり方なのです。

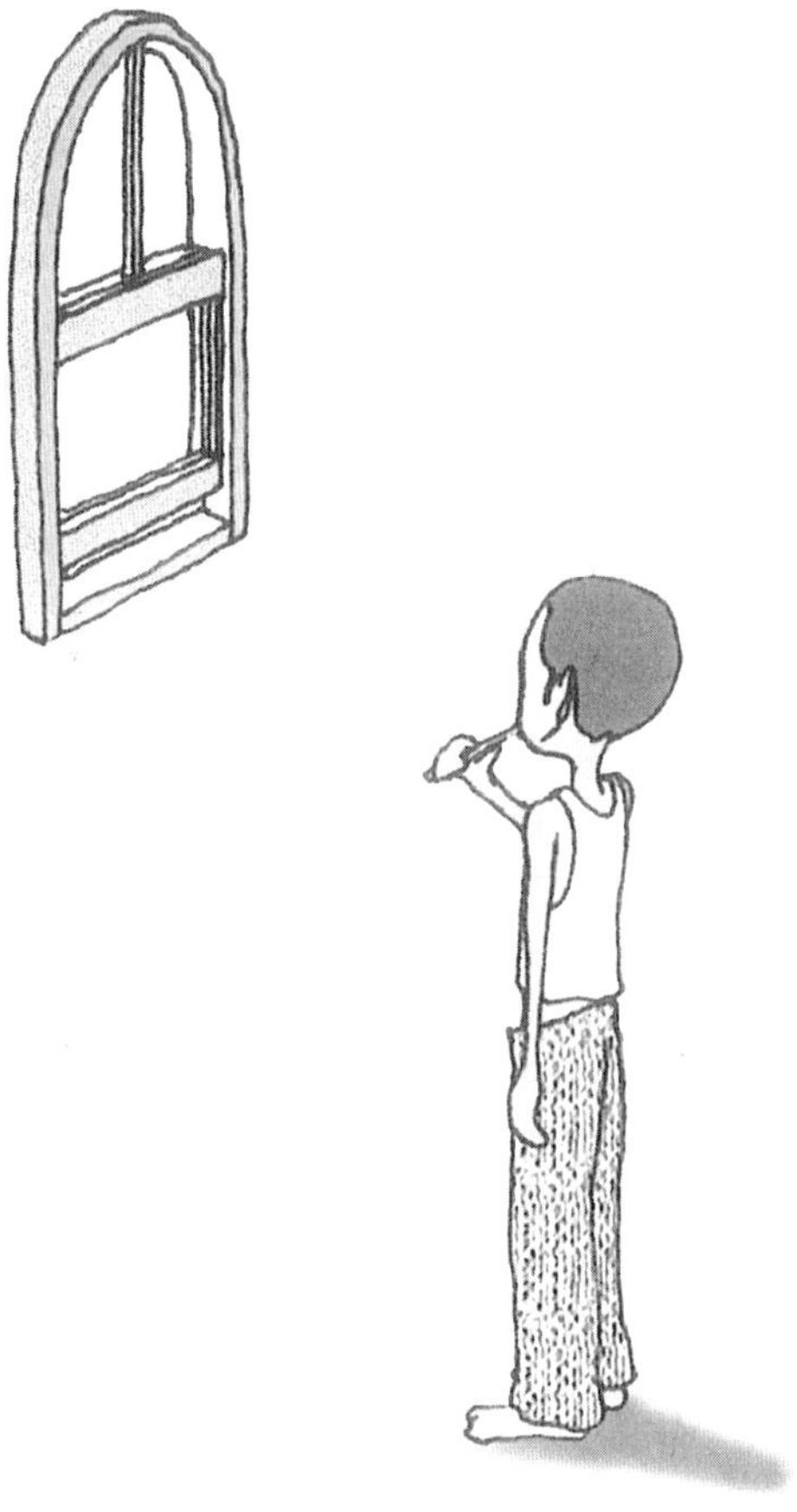

2

心理的課題をはらんだ指しゃぶり

固着した指しゃぶり

養育者の厳しい視線や、育てるわずらわしさからの手抜き、子どもに与える喜びや楽しさの不足で促進された指しゃぶりは、幼児期後期に固着を始めます。親が不機嫌だったり、夫婦げんかでピリピリしていたり、あそびの仲間に入れなかったり、保育士が多忙で相手になってくれない、などの悲哀を感じると昼日中でも指をしゃぶり、容易にはずそうとしません。指しゃぶりで心のバランスをとろうとします。

子どもの心の発達を研究したエリクソンは、これを口という感覚刺激にこだわり続けるという意味で口期固着と呼び、人の発達の最初の段階で停滞していることを意味します。こうした心理的課題をはらんでいる指しゃぶりを、芥子《からし》をぬってやめさせたり、しゃぶらなかったらごほうびをあげるなどの行動療法で軽率に解消しようとすると、子どもは指しゃぶり以外の習癖固着（爪かみ、唇吸い、性器いじりなど）へ移行したり、心のバランスがこわれてチックやパニックとして現われることもあります。

ここで、実験や疫学的な調査で判明した事実に即して、どんな養育環境にある子どもに指しゃぶりが多いかを多くの文献から表にまとめてみました。これらを生得因子、養育因子、心理因子、の三つに分けて検討してみます。

生まれつきの原因（生得因子）

■空腹のサインとしての指しゃぶり

空腹による指しゃぶりは、子どもの自然な姿で、お母さんたちは「お腹がすいた」というサインとして日常的に使っています。保育士さんも赤ちゃんが泣いているだけだと空腹かおしめの濡れかの区別がつきません。でも指をしゃぶって泣いていると空腹だと判断しています。泣いているときに保育士の指を口に持っていき、吸いつけば空腹、吸わなければおむつ替えと判断することも保育園では日常的にやられています（次ページの写真）。

指しゃぶりを発生させる要因のまとめと分類

分類	要因	説明
生得因子	空腹	低い血糖値・低い血中遊離脂肪酸濃度
	年齢	２歳をピークに減少
	性	女児に多い
	発達遅滞	養護学校、精神発達遅滞児
養育因子	西欧化	低開発国、また日本では比較的少ない
	核家族	祖父母同居で少ない
	同胞	妹弟がいると多い
	第一子	
	一人っ子	
	就園	自宅養育にくらべ幼稚園、保育園児で多い
	乳児院	養育密度の低さ
心理因子	不安	人工乳首で不安減少

（岩倉政城「子どもが指を吸ったとき」『母と子の健康』より）

■年齢によるちがい

新生児は哺乳が頻繁で口の刺激が十分に満足されているため、指しゃぶりは離乳した一、二歳児にくらべて目立つものではありません。しかし、離乳すると手の指、足の指、手の甲、唇、舌などの自分の体を手始めに、袖口、タオル、毛布、おもちゃ、新聞紙、机の角など、ところかまわずしゃぶり、あるいは噛みます。外界認識の窓口としての口は、その鋭い触覚、味覚、温度感覚を動員して、自身の体、自身にまとっている服など、まわりの物を認識し、子どもの世界を広げていきます。

この何にでも興味を持って関わろうとする探索行動に対し、養育者はこの動作に関連して起こるいろいろの発見に言語的な意味を与えたり、共感したり、視覚との協調を促したりして、口を中心とした外界認識を多様化（汎化）し、発達を促進するはたらきかけをします。発達が停滞して口だけに固着する子どもを、口以外の感覚（嗅覚、視覚、聴覚）をも総動員した豊かなヒトの子へと発達させていく養育には、こうしたことをタイミング良く、楽しくはたらきかけることが大切です。この養育こそが実は指しゃぶりの防止そのものでもありま

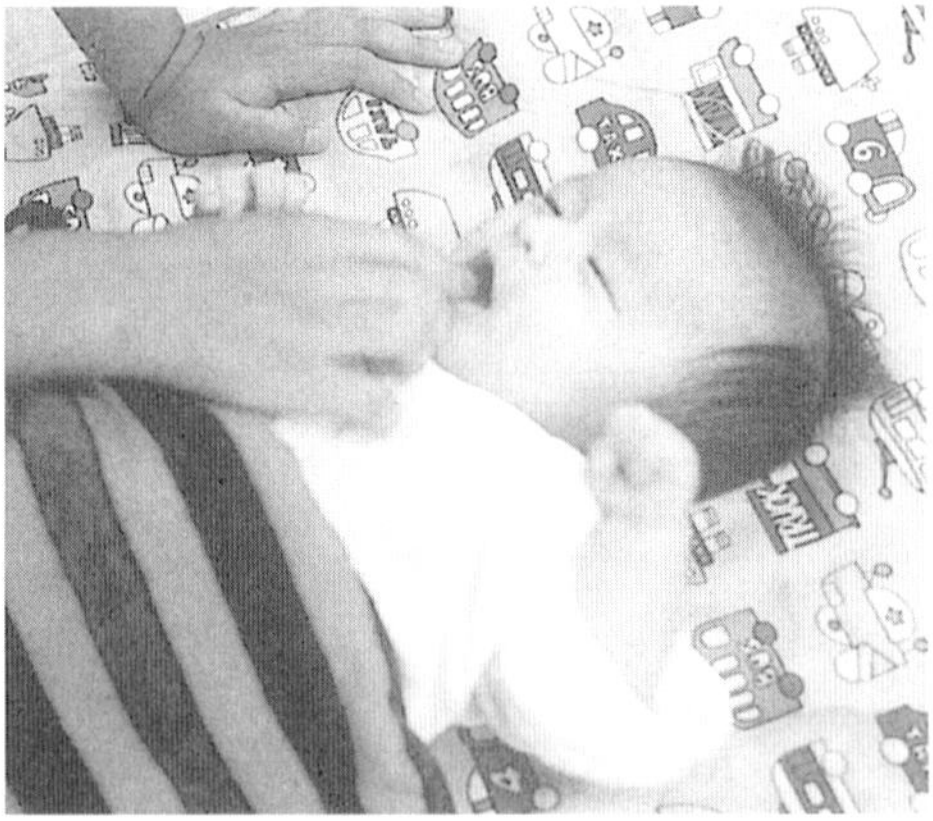

むずかる子の口に保育士が指でふれて、吸いついてくればおなかがすいていると判断する。

す。

■性によるちがい

女児は男児にくらべて、明らかに指しゃぶりなどの触覚の感覚に依存しやすいことが知られています。ホンツィックとマッキーは、女児が一四歳まで指しゃぶりをし、男児は一一歳ぐらいでおさまることを観察し、この差は口腔の快感の性差によると結論づけています。

■発達のおくれによる指しゃぶり

発達におくれのある子どもに、年長になっても指しゃぶりが残る傾向があります。これもエリクソンの器官発達理論でいう口期→肛門期→前期性器期→潜伏期→性器期という発達過程の最初の段階に障害者がとどまりやすいことからきています。この場合は、健常児以上に養育者が手厚い授乳によって口腔に十分な満足を与え、やさしい歯もみ（歯をみがかないで振動だけで掃除する技法）をしながら、口を中心とした関わりを大切にします。また著者らが開発した「口指あそび」（後述）も有効です。このように受容的に関わり、社会性を開発し、発達を促すことで前進していきます。

育つ環境（養育因子）

■西欧化

ラーソンとダーリンの報告によると、指しゃぶりをスウェーデンとジンバブエの子どもで比較すると、一五％と二％という大きな差になっています。これを、おしゃぶりと指しゃぶりの両方を合わせるとその頻度はスウェーデン八七％、ジンバブエ二％でした。

欧米では乳幼児期から専用のベッドにひとり寝をさせ、いわゆる添い寝をきらいます。また、おんぶも少なく、その背景には自立した個としての人を育てるべきだという西欧文化があります。このために、母子は口や皮ふを通した触覚刺激が十分満足されないきらいがあります。その点、日本や低開発国では、比較的濃密な触れ合いがあるために指しゃぶりが少ないと考えられます。西欧では接触不足に起因する指しゃぶりが高頻度で、それがまた、人工乳首やおしゃぶりの多用にもつながっています。

■核家族

生得因子の項でも述べたように、子どもの触覚（主に口から始まる）を主体とした探索行動を、他の感覚を総動員した豊かな学習の場に変えるには大人からの共感的なはたらきかけが必要です。

子どもが犬に触れているとき、大人が「わんわん」と声を出し、「かわいい、かわいい」といって犬の背中をなでてやり、にっこり笑います。子どもは自分でも背中に触ってみて大人を見やります。大人が「あら〜、なでなでできたね〜。かわいい、かわいい」とまた犬をなでてやりながら子どもを見ます。同じ「かわいい」という感情を共有できたことで、子どもはまた大人を見てにっこり笑い返します。そして犬と「わんわん」という音の響きから、自発的に犬を指さして「わうわう」といったりします。すかさず大人が「そう、わんわんね〜」というと喜びます。こうして、触れる、他人と共感する、物と名前を結びつける、発語する、などが同時進行で発達していきます。ビデオを何回子どもに見せても、ビデオは子どもとこんなやりとりをしてくれません。

こうした相互のやりとりを丹念にやるには、現代のお母さんはあまりにも忙しすぎます。家事と会社と育児が母親一人の肩にのしかからないようにしたり、祖父母が同居して孫と遊ぶことで指しゃぶりも減少します。核家族では、保育園の利用だけでなく父親が育児に積極的に関与する必要性も明らかでしょう。また、母親の負担を減らす家事への平等な参加も求められています。ゆとりのある精神が遊びを生みます。母親へのゆとりの保障こそ現代社会の課題といえます。

■兄弟

とくに弟妹が、それも年齢的に近いと長子に指しゃぶりが多くなります。母親が授乳など赤ちゃんの養育にかかりきりになり、自分はおっぱいがもらえないなどというときに、上の子は、自分は受容されていないのではと、指しゃぶりや過剰な甘えなどに退行します。

お母さんが上の子に、「ね〜、おっぱいのふたあけて〜」と声をかけて、おっぱいを口にふくませてやります。「最初の一杯」と一口吸わせ、「ありがとう、これで赤ちゃん飲みやすくなった。たすかる〜」こんなやりとりはいかがでしょう。

■就園

自宅養育にくらべて、幼稚園児や保育園児で指しゃぶりが多い理由には二つの可能性があります。ひとつはお母さんが働いていて疲れ果て、豊かな母子交流ができない。もうひとつは今日の保育制度が十分な保育要員を保障していないために、保育密度が希薄なためです。子どもが外界に働きかけるたびに保育者が適切にガイドし、共感してあげることで、おもちゃで遊んだり他人と交流するように育ちます。こうしたはたらきかけが少ないと、子どもが口期に停滞し、たかだか指をしゃぶる程度で満足してしまいます。ゆとりある保育、ゆとりある育児をめざした社会的な取り組みも必要です。

■乳児院

家庭で育てられている赤ちゃんは、添い寝やお父さんにだっこしてもらってお風呂に入るなどの接触が豊富です。しかし国の福祉政策の貧困から、乳児院では夜間に一〇人の乳児を一人の保育士が見なければならないような状況に追い込まれています。また、入浴も防水エプロンを着た保育士が二人がかりでつぎつぎに浴槽に子どもを入れるということもやむなく行われています。こうした養育密度の低さは必然的に指しゃぶりの固着を招きます。国は少子化対策の掛け声は高いのですが、保育園の民間委託、措置制度の廃止、アメニティの追求と、切実に保育を必要としている人たちに対してどうしてこうも冷淡な保育、養護政策を続けるのでしょうか。

心理的な原因（心理因子）

■対象恒常性と移行対象

ヒトの体で最も感覚が集中した口、そして二番目に感覚の集中する指、この二つが同時に刺激される指しゃぶりは不安な心を紛らわせるには最も安直な手段です。この安直さが養育者にも子どもにとっても落とし穴になりがちで、これを養育の手抜きに利用すると穴から抜けでるのが大変です。

ボウルビィは、母子間の愛着行動の解説で、チンパンジーの行動研究家ニッセンの観察を紹介しています。それによると、母に育てられた子ザルに指しゃぶりはないが、母から隔離された子ザルはその八〇％が指しゃぶりをしていたといいます。

不安をひき起こす最大のものは養育者からの遺棄や虐待で、その中身は物理的な暴力だけではなく、食事を与えない、放置、無視、叱責、態度の豹変などです。その他にも父母の不仲がもたらす気配におびえたり、嫁姑との確執からくる母の豹変（ふだんはやさしいのに、おばあちゃんがいるときは優秀な嫁を演じようと厳しくしつけてくるなど）で、どれが本当の母の姿か分からず、おびえてしまう（対象恒常性の喪失）なども不安を助長します。

「対象恒常性」という概念は分かりにくいのですが、とりあえず便宜的に「対象」とは、「おっぱいのついたお母さん」と覚えておいてください。「おっぱいのついたお母さん」を「対象」、そして「恒常性」というのは「いつも変わらない」という意味です。オギャーと泣くとすぐにお母さんが抱いてくれて、おっぱいを口に含ませてくれるという体験の積み重ねが、やがて子どものなかにいつも変わらないお母さんが自分のそばについいてくれているという確信を育て、確立していきます。

「対象恒常性」との関連で、もうひとつ覚えておいてほしいことがあります。指しゃぶりをする子どもが、タオルをもっていることがあります。そのタオルのことを「移行対象」といいます。いま不在のお母さんのかわりに、タオルやぬいぐるみを持ち歩いて安心を得ようとしているわけです。

■アダルトチルドレン

さて、「AC」という言葉をご存知ですか。これは「アダルトチルドレン」の略称です。「アダルトチルドレン」というのは、「アダルトチルドレン・オブ・アルコホリック」からきた言葉です。昔は「アコア」（ACOA）といっていました。「アルコホリック」は、アルコール依存症のことです。つまり、「アダルトチルドレン」の昔の定義は、アル中の親に育てられて、大人になった人のことです。「アダルトチルドレン」という概念は「対象恒常性」を勉強するうえですごくわかりやすいので、少し説明しておきます。

ここに、ひとりのお父さんがいます。このお父さんは、日ごろは善良ないいお父さんです。ところが、実はアル中です。アルコール中毒ですから、ときにアルコールを飲んで、酔っぱらって会社から帰ってきます。ドアを開けると、家には三歳の子どもがいます。その子どもが「お父ちゃん、おかえり」といって近づきます。酔っぱらって帰ってきたお父さんは、いつもだとニコニコ笑って抱きあげるのに、「うるせぇ！ このやろう！ え？ だれもいないのか！ めしはどうなっている！ めし！」とどなり出し、子どもをつきとばしてしまいます。そうすると子どもは、(おれのお父ちゃんはすごくやさしくて、いつもあそんでくれるのに…なんだ？ このお父ちゃんは！ おれのお父ちゃんってどっちが本当のお父ちゃんなの？) とわからなくなってしまいます。

お母さんは子どもにやさしくて、すごくいいお母さんでした。ところが、夜の一時半頃になると必ず母親の顔つきが変わってくるようになりました。(そろそろ、お父さんが帰ってくるかもしれない。また殴られるのかしら…) そして、一時半、お父さんが帰ってきて、「ばかやろう！」とはじまります。そうすると子どもが「エーンエーン お母さんをいじめないで」と泣きます。子どもはお母さんを心配して、つきあってあげるのです。一一時半になると、ちょうどシンデレラの馬車がカボチャに変わるように、突然自分の母親が豹変していく、こういうことが毎日のようにくり返されていくわけです。

そうすると、お父さんがいつ変わるかわからない、お母さんがいつ変わるかわからない、自分の対象に恒常性がえられない状態ができます。これがいわゆるAC（アダルトチルドレン）といわれる人たちの育ってきた環境です。

こうした子どもたちの一番大きな特長は、自分のお父さん、お母さんのやさしいまなざしのなかで安心していることができないということです。そういう子どもが大きくなっていくとどういうことがおきるかといいますと、お父さんが酔っぱらって帰ってくると、五歳に育った女の子はお母さんに暴力をふるわないように「お父さん、だいじょうぶ？」といい、「お父さん、お水飲む？」とお水を持っていってあげたりするようになります。そんなことをしていた五歳の女の子が二一歳くらいになると、のんだくれで、競馬や賭事ばかりしているような男に、すっとついていってしまうのです。

自分は、四歳、一〇歳、一二歳、二〇歳…と、ずっとああいうお父さんの面倒を見るという大切な仕事をしてきた。そのお父さんと今別れて東京にきている。一生懸命仕事もしている。そして、ある酒場でそういう自分の父親によく似た男を見るわけです。そうすると「ああ、私を必要としている人を見つけた」ということで、その人を見た瞬間に「この人を助けてあげよう」と思いはじめます。気がついてみると、その男の人と同棲し、そして殴られ蹴られて、血だらけになりながら（私の努力が足りないから、こんな暴力をふるうのだ。もっともっと耐え忍んで、この人が真人間になるまでつきそわなければならない）ということになります。

そして、母親に「なにがなんでも離婚しなさい」といわれて、別れますが、またお酒を飲んで荒れている人をみると、「私を必要としている人がいる」となります。気がついてみると、ACの人はアルコール依存症の人をパートナーに選んでしまう、そういう傾向ができあがっていきます。つまり、アルコール依存症の父親のもとで安心をえられなかった（「対象恒常性」をえられなかった）子どもは、大きくなると、その父親と同じような「対象」に対して自分がかつて親に果たしてきた役割を果たすことで生きがいを感じるように育ってしまったのです。

指しゃぶりの場合の「対象恒常性」は、口への適切で十分な刺激と、安心して育っていく環境です。それを満たされない場合の「移行対象」が指やタオルということになります。

アダルトチルドレンにかぎらず、養育因子で述べたことはどれをとっても心理的な要因を内包しています。

改めて養育にあたってのポイントをまとめると、子どもの口の刺激を十分に満足させること、そして口を含めた触覚の満足を土台に、子どもの探索行動という冒険の旅を共感的に受容し、子どもの踏み込む世界に自分も飛び込んで、子どもの成長を共に楽しむことです。

指しゃぶりのいろいろ

おしゃぶりのようすを見てみましょう。昔はお食い初めといって生後百日におはしと歯固めをおぜんに並べて祝ったものでした。まだ歯ぐきに歯がはえていない時期から、しゃぶる衝動・噛む衝動を認めて育てていたことが分かります。現代ではプラスチック製の歯固めを噛んだりしています。楽しそうですね（写真Ⓐ）。

すこし大きくなると、お母さんの胸に頭をあてて指をしゃぶりつづけます。この子は、タオルをもっています。移行対象です（写真Ⓑ）。

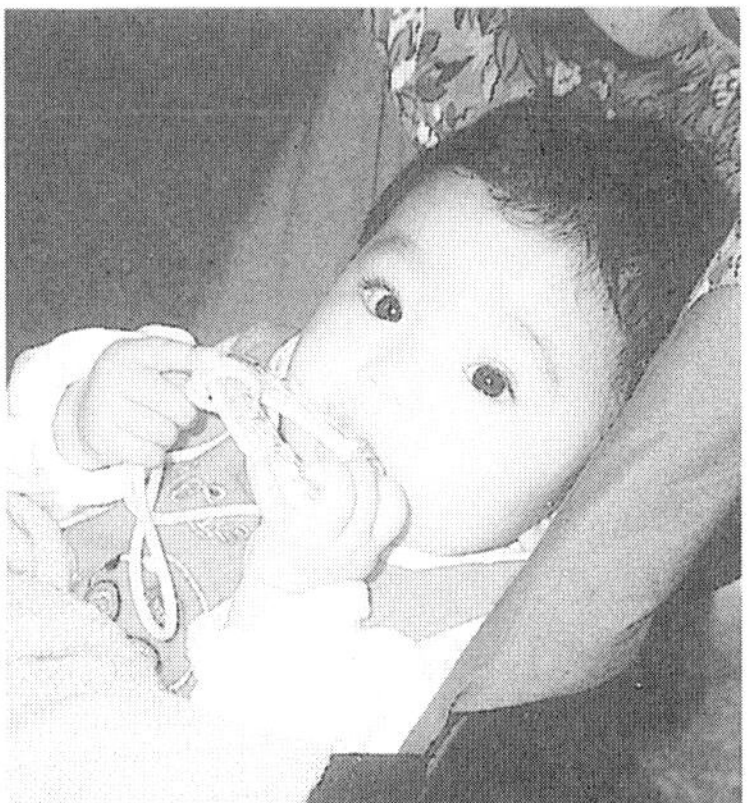

写真Ⓐ　プラスチックの歯固めをしゃぶったり、歯のない土堤で噛んで楽しむ。

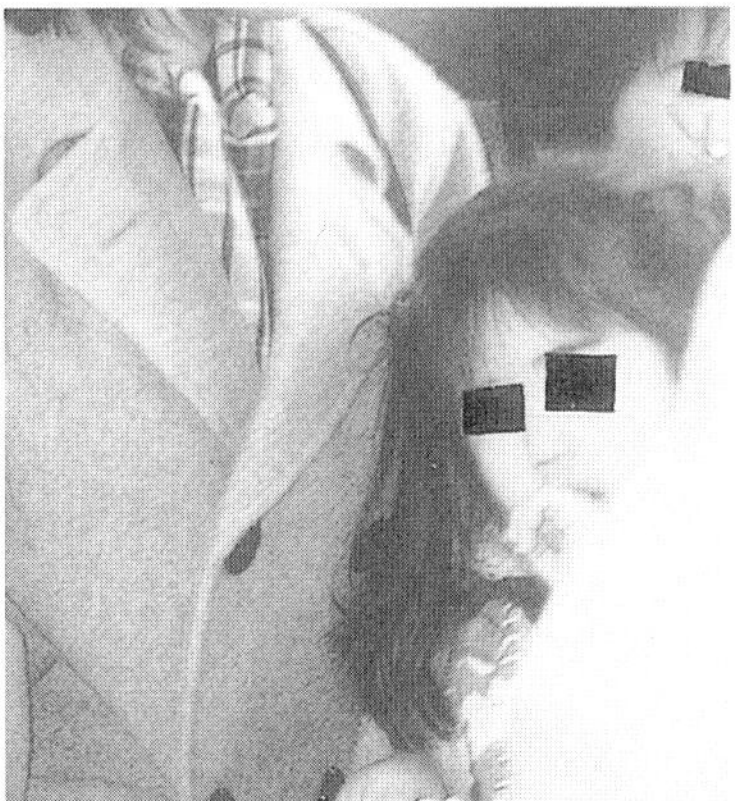

写真Ⓑ　指をしゃぶりながらお母さんにもたれかかり、右手にはタオルをもっている。

写真Ⓒの子は、小学校四年生ですが、指を歯でがっちり噛んでいます。こうやって永久歯になってから前歯がドンドンドンドン飛びだしていくような、非常に困難な指しゃぶりまでであります。

写真Ⓓ（次ページ）は二一歳の女の人ですが、指しゃぶりではもうはずかしいので、せめて爪を噛むということになって、爪がまったくありません。

障碍者の方は非常に高い頻度で指しゃぶりがでる場合があります。手のあちこちに吸いだこを作る人がいます。

写真Ⓔ（次ページ）は、精神発達遅滞の人で、こんなお年をめした方でも、やっぱりずっと口に手をあてていま す。なんでこんなことをする必要があるのかということですが、障害をもっている人の心のなかには、ある種の不全感が体験されていることが多く、その満たされない部分を補うために、指しゃぶりは都合のよいものなのです。

指しゃぶりは母指（親指）吸引が最も一般的で、指の腹を口蓋粘膜（口のなかの上の部分）に当て、指の基部を歯がはえていればリズミカルに噛む動作が混合され

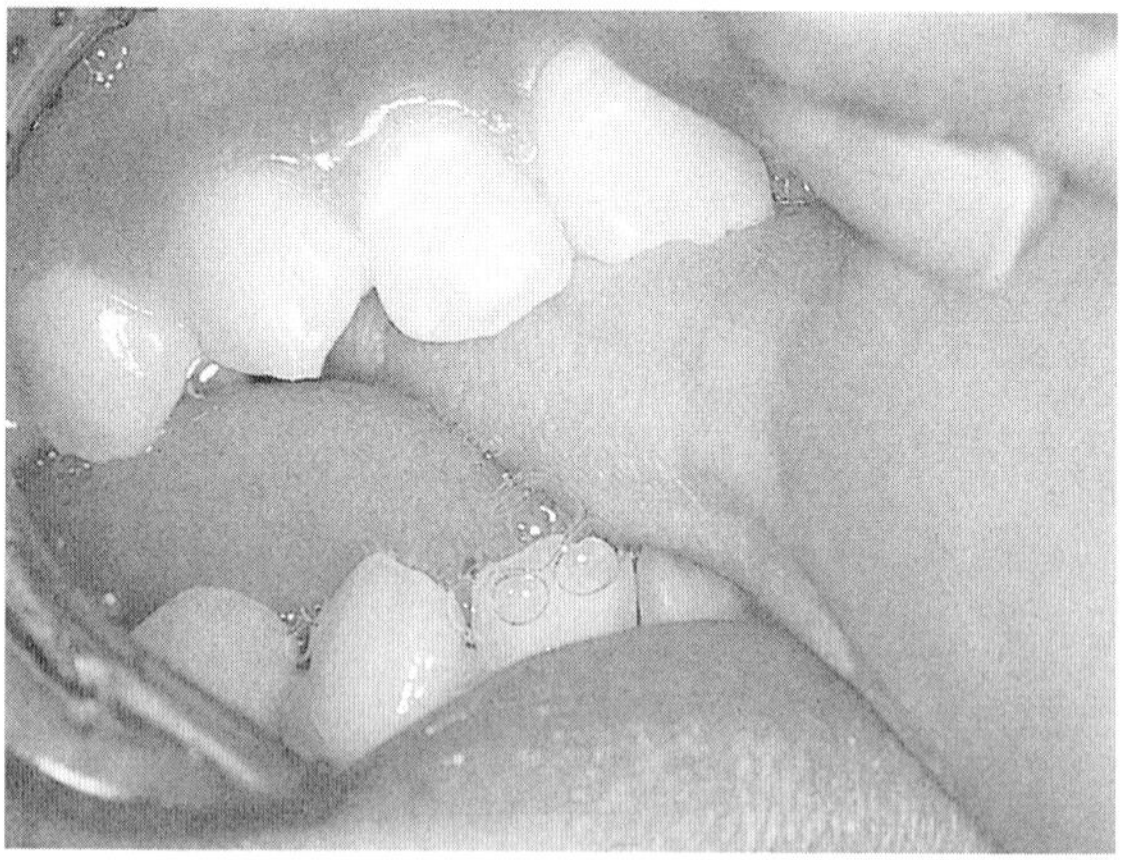

写真Ⓒ　親指を根元まで口に入れ、前歯でリズミカルに噛む。小学4年生で永久歯列になっているが、奥歯で噛み合わせると前歯に指1本分のすき間（開咬）ができている。

ます。また、受け口（反対咬合）の子では、人差し指を下の歯に当てるタイプもあります。また手の甲を口にふくむ例も見られます。

■逃げこみ基地としてのタオルやぬいぐるみ

これらのおしゃぶり行動を注意深く観察すると、しゃぶっていないほうの手は自分や母の耳たぶをさわっています。あるいは、お母さんの服のなかに手を入れて乳房や、肘の肉たぶをさわったりしています。極端な場合はとなりでお昼寝中の女の子の外性器に触れている場合もあります。また、タオル、ぬいぐるみなど、やわらかい皮膚に類する物を使って落ち着こうと腐心しています。

この場合のタオルやぬいぐるみなどが「移行対象」となっています。母親という対象が逃げたり豹変したりしても決して自分を裏切らない、いつでも自分の自由になるもので、この場合は、タオルやぬいぐるみです。それは、母（養育者）への基本的信頼を作りそこなった子どもの、自立までの仮の

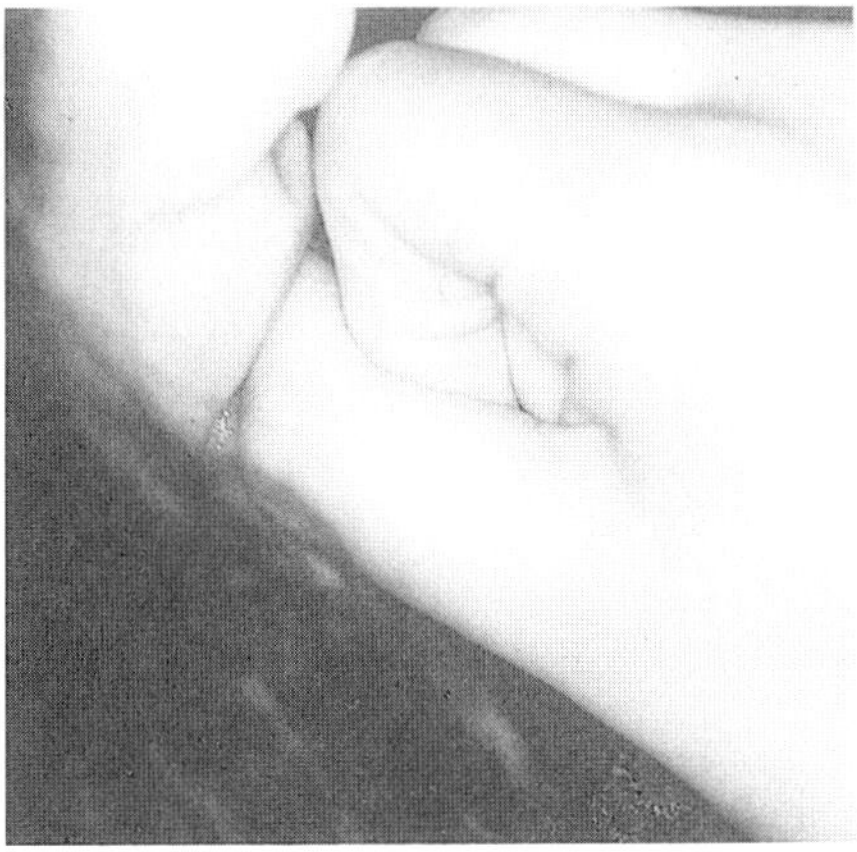

写真Ⓓ　爪を噛む21歳の女性。指しゃぶりからの移行が多い。

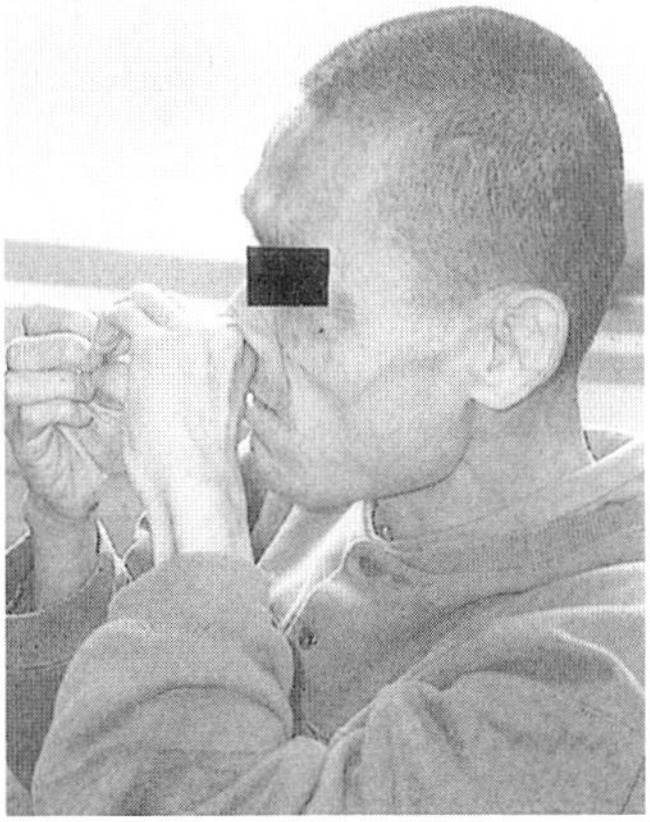

写真Ⓔ　障碍者の指・手甲しゃぶり。緊張したときなどに出やすい。

逃げ込み基地になります。

指しゃぶりから爪噛みへ

養育者が指しゃぶりを強制的にやめさせようとすると、より目立たない代償性の口への固着を起こす可能性があります。下唇を吸ったり噛んだり、舌を前歯の間にはさんで軽く噛んだり吸ったり、爪を噛む、朝食べた肉の筋を口にふくんで夕方まで吸う、袖口を噛む、などです。

口に入れないように目立たないようにやるには、爪を噛むのがちょうどいいので、とくに爪噛みは多く見られます。

年齢とともに指しゃぶりが減り、それに伴って爪噛みが増加する傾向が見られます。西條らは二歳児の一・四％の子が爪噛みをし、五歳児になると一五・九％にふえると報告しています。横井らはこれら口のまわりで起こるさまざまな習癖は、二歳で三八・八％、八歳では二五・四％で、トータルでは明瞭な減少にはならなかったとしています。

さらにアトピー性皮ふ炎と診断されている子のなかに、背中にはまったく湿疹が見られず、自分の手で掻ける範囲にだけ広がる場合があります。これは指しゃぶり等から移行した自愛行為が疑われる例です。

こうしたケースの親を観察すると、言葉だけに頼って子どもを操作している傾向が見られます。これを確認するには、親に子どもを抱かせてみるとよくわかります。子どもが容易に抱かれにこない、親子の目が合わない、抱かれた子どもが上体を反らす、などの反応を見せる傾向があります。

母子は、言語交流の前にアタッチメント（愛着行動）という交流の原点が土台にならねばならないとボウルビィは強調しています。だっこのおねだりという子どもの悲鳴に共感できず、「お兄ちゃんでしょ！」「小学生にもなって！」と、言葉でしかる交流パターンはとくに注意を要します。

指しゃぶりで起こりうる弊害

■歯列不正（開咬、上顎前突等）

指しゃぶりの弊害を最も強調するのは歯科医師で、歯列不正が誘発されるとしています。指の圧力で上あごの骨と歯を植えている歯槽突起が変形し、上の前の歯が突き出てくる開咬、上顎前突、歯と歯の間がすいてくる歯間空隙が起こります。また長期に吸引圧が強い指しゃぶりが続くと、頬が臼歯を押すために、左右の臼歯間距離が狭くなり、口蓋が深くなる歯列狭窄《きょうさく》が起こり、ひどい場合は臼歯の噛み合わせが狂ってしまうことがあります。また、指しゃぶりの種類によっては反対咬合（受け口）を助長する場合もあります。

真柳らは指しゃぶりの習慣を持つ一〜三歳児に開咬、上顎前突が多いことを報告しています。また、小学校高学年の子どもで、持続して吸指癖を持つ子どもでは不可逆的（もとに戻らない）な変形が個々の症例で明らかです。

しかし、榎氏監修の歯科矯正学の教科書の記載では、「指しゃぶりは、三歳時ぐらいまでに自然的に中止することが多く、そのころまでに、不正咬合は自然治癒の傾向が見られるので、早期に強制的に中止させることを試みることはすすめられない」としています。

一方、五〜六歳まで続いた指しゃぶりが、永久歯列にどの程度の不正咬合をもたらすかについては、集団を対象とした経時観察による明確な調査は見あたりません。事実、青葉らは指しゃぶりによってもたらされたであろう開咬は、指しゃぶり頻度が年齢とともに減るにつれて、三歳一八・七％、四歳一五・二％、五歳一一・八％と減少することを報告しています。一時的な変形も本来のあごの形へと後もどりすることが分かります。

また斉藤は、指しゃぶりをして開咬になっていた三歳児三六名を経年観察しましたが、三〜五歳で指しゃぶりを中止した例では永久歯列での開咬はおさまっていたとしています。

にもかかわらず、三歳児検診などでは指しゃぶりをやめるように指導される場合が多いものです。しかし指しゃぶりの態様、上顎骨への圧力、しゃぶる持続時間という三つの要素の組み合わせで変形の量は決まってくるので、一律ではありません。

四歳になった時点で上下の歯を奥歯でしっかり噛んだときに、前歯に子どもの指一本分のすき間があったら、一度歯医者さんに相談に行くことをおすすめします。そうでなければ、「大人の歯が生えてもしゃぶっていると前歯が出ちゃうから、そろそろ指しゃぶりより楽しい遊びにどんどん誘ってやってくださいね」と、のんびり子どもの成長をはぐくむよう語りかけることが大切です。少なくとも永久歯の前歯が生えてきてから（六〜七歳）も持続する頻繁な指しゃぶりは、萌出した歯への直接の外力が加わるので変形も大きく、やめることが望ましいのは当然です。

■舌の異常

舌の位置が通常より下方に位置したり、開咬の空隙を埋めるように前方突出し、歯列不正を加速したり舌運動の異常をきたし、咀嚼、嚥下、発音に影響します。

■発音障害

開咬や上顎前突は、切歯音といわれる上顎前歯のすぐ後方の粘膜を用いる発音を不完全なものにする傾向があり、とくにサ、タ行の障害が出やすいものです。舌の運動の異常によるカ行の不明瞭化が起こることもあります。

■外観障害

歯の前方突出や閉唇不全、そしてまた人前で指をしゃぶっている自分がかっこわるいという負い目が、外観障害からひいては心的障害を深めることにもつながります。

■発達遅滞

集団遊びが急速に発達する三歳児でも、日中の指しゃぶりが長時間に及ぶと、手を使う作業、手をつなぐ相互交流などに物理的な支障も出て、結果として人との交流に遅滞をもたらすことになります。

しかしこの場合でも、指しゃぶりの固着の背景となっている母子間の豊かな交流ができないことにも目を向ける必要があります。また、本来の発達障害が先にも述べた口期の停滞で止まっている場合も指しゃぶりがありますので、判別が必要になります。

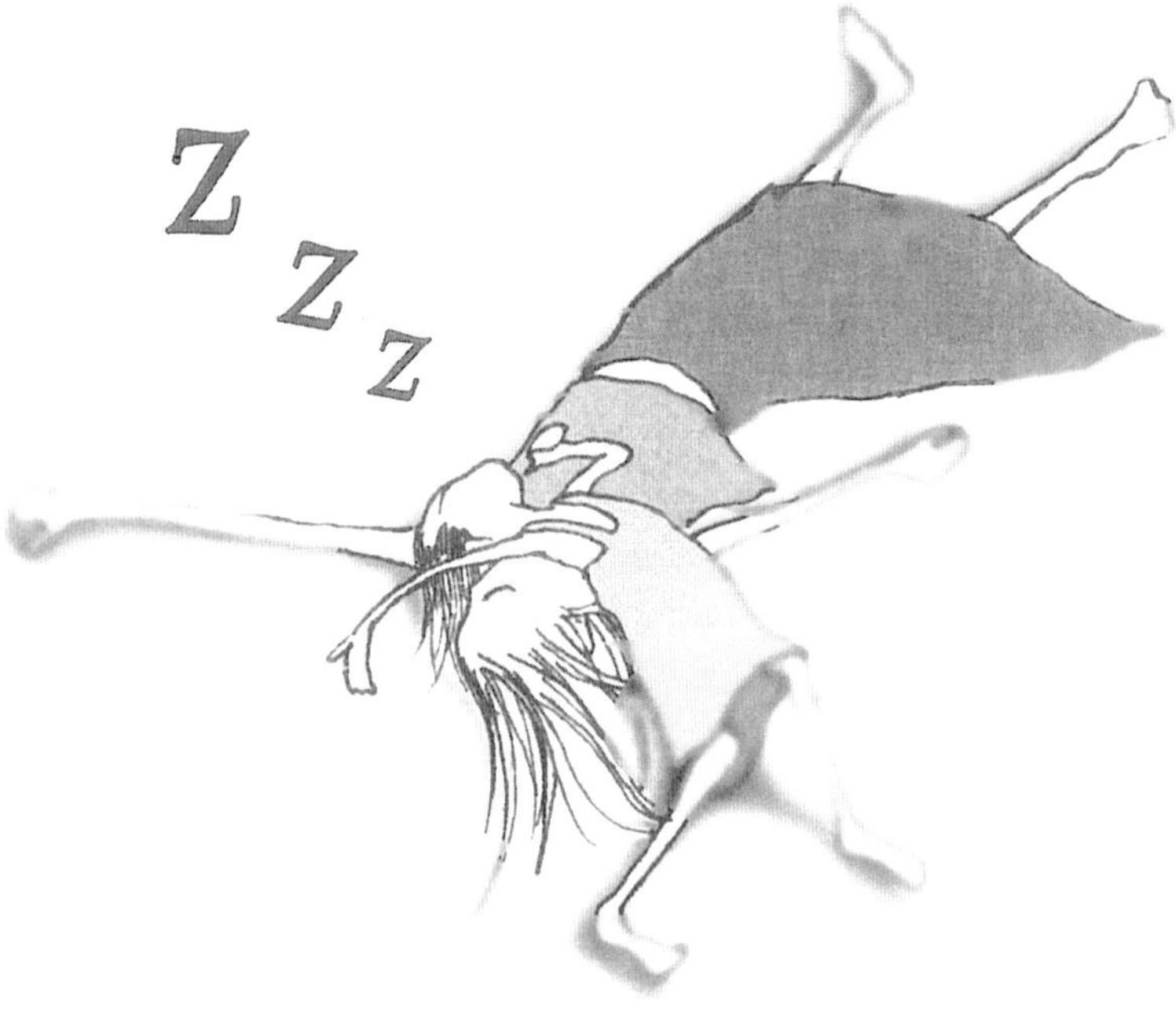
Z
Z
Z

3

指しゃぶりをどう治すか

よく見られる対策

■一般的な対応策

一般的にやられていたり、紹介されている指しゃぶりへの対応策を一覧表にして再検討してみました。

以上のどの方法を採用するにしてもそこには本人、家族、療法者間に和やかで、お互いを受容し、評価し合うという関係を結ぶことが肝要です。

指しゃぶりという皮のなかにはそれを必然化したアンコの部分があり得ることを忘れてはなりません。

苦労して指しゃぶりをやめさせようとあれこれやってみて、やっとやめましたという体験を持つお母さんたちに、その状況を聞き取ってみました。夫婦げんかをやめたら、新しい夫ができたら、手足口病でなめられない時期があったあと自然に、幼稚園に入ったら、など、指しゃぶりへの直接的な対応ではありませんでした。指しゃぶりに目くじらを立てている間はやまず、子どもの養育環境がより豊かになったときが指しゃぶりからの離陸の契機となっていることに着目してほしいと思います。

指しゃぶり対策に用いられている手段とその評価

対　策	評　価
口から指を抜く	起きている間はさける。寝付いてからならよい。起きている場合は指を含む前からの楽しい指あそび、物語、絵本読みなどの働きかけが大事。
忌避薬の塗布	唐辛子など一時的な解決となっても他に固着部を作る可能性がある。
罰する・叱る	最もさけるべき方法、不承認のメッセージ。指しゃぶりを増悪させるか他に固着部を作る。 母子関係を増悪させる。
言い聞かせる	3歳を過ぎて論理的な思考が可能になれば一定の効果がある。 1．子どもとしっかりと誠実に話す方法 2．母、妹などに語りかける形で本人の自覚を高める方法 (○○ちゃんはね、もう幼稚園に行くから指をオッパイにするの止めるんだって、えらいね〜、など)
指絵、ネイルアート法	指の腹、爪などに親しい人の絵、好きなキャラクターなどを書き込む。 (2歳後半からでないと効果ない、また、入眠前の指しゃぶり抑制には意識が薄れていて有効でない) 採用するなら子どもと一緒に楽しむゲーム感覚で描き込む段階から良い交流をする。
指サック法	ワイヤー製で手首からつけ、外せないようにしてあるものもある。できれば使わない。プラスチック製のフィンガーガード、手袋など。なお、好きなキャラクターの指人形をはめて、「かわいがってね」と声をかけるなどは有効。
口腔防止装置	口腔に装着するもの（有棘舌側弧線装置・palatalcrib）尖っていて指を入れると痛い。心的外傷となり得るので使用は避けたい。小学高学年ではむしろ歯科矯正装置による開咬治療等で装置が入ることが指しゃぶり休止の動機づけとなる。口にはめて取り外しできるもの（機能的顎矯正装置・lipbumper・oralscreen）指が入らなくなる。上記のものより緩やかだが協力が得られないときは無効。できれば避けたいが使用するなら高年齢児に納得の上で。
おしゃぶり	低体重出産乳児の経管栄養段階に定期的に与え、吸啜の練習と口の満足感を保障する。くわえっぱなしは厳禁。 2〜3歳の低年齢児なら場合によって使用も考慮。適用：指しゃぶり固着からの離脱の過渡的使用。
口指あそび	歯のはえていない頃から子どもの口におとなの人差し指を入れて楽しく遊ぶ。

■共感しながら育児を楽しむ

指しゃぶり対策の基本は、子どもの自然な指しゃぶりを親が気にしてしまっているという事実そのものに対してどうはたらきかけるかにあるといえます。とくに一～二歳の子どもの指しゃぶりを異常に気にする場合は、親に育児不安があると考えてよいでしょう。母がイメージする子育て像と、実際の子どもの反応が違っているという違和感が強いと、子どもへの受容感情がなくなり、過干渉や虐待へとつながりやすくなります。

心理学的援助法

■支持的カウンセリング法

大部分の指しゃぶりはこの方法で対処します。この場合本人、養育者に対する療法家の望ましい姿は、傾聴、客観性、透明性、寛大、賞賛、受容、支持、共感性、焦点化、など、相談にきた人の話をじっくりと聴いてあげて、療法家が一見、何のはたらきかけもしないような対応が望まれます。そして、十分な共感関係を作ったうえで指しゃぶりの悩みを解消する方法を一緒に見つけ出していく支持的援助を行います。この方法はクライエント中心療法といってロジャースが述べたカウンセリング療法です。

上記の手順は本人だけでなく養育者にも適用されます。

なお、クライエント中心療法とは、その症状のおこってきた理由を本当に知っているのは患者（あるいはその養育者）で、そのことを気づいてもらうために自己洞察の相手になってあげることが療法家の役割であるとするものです。したがって自己洞察をした本人がまた、この事態（この場合は指しゃぶり）の解決法も自分で見出していけるのだという視点に立っています。

■行動療法

支持的カウンセリング法で成功しない場合には、望ましくない行動をコントロールする行動療法も考慮します。ただし、精神分析を主体とした面接療法家には評判はよくありません。その理由は、特定の行動が仮に修正されても、その行動を起こしていた内面的な課題は解決していないので、新たな症状に変化したり、ストレスがため込まれて精神的な障害を引き起こしやすい、とするものです。

応用する際は指しゃぶり以外に重大な問題行動がないことを確かめてください。

また、再三くり返しているように、受容、共感、そしてよいラポール（お互いが親しげに相手を思いやれる関係）が本人と養育者、療法者間に育つよう心がけてください。また療法は本人に負担がかからず、養育者に協力を得て、叱責、罰、脅しなどを禁じて（同居者も）すすめてください。

介入期間は、指しゃぶりですと二週間で多くの場合結果が出てきます。成果が出ない場合は、養育者に子どもへの拒否的態度がないかを確認し、是正のための援助をします。また、強化子（ごほうび）を、子どもがほしがっているものに変更するなども検討します。また、この間、観察と強化に励む養育者をサポートしてあげることが大切です。そして、養育者側にも強化子が与えられるような支援プログラムを行動療法とセットで組んであげると効果はぐっと上がりますので、後の項でご紹介します。

■家族療法

今まで述べたどの療法にも家族が役割を果たしてくれていました。年長児の固着した指しゃぶりの背景には複雑な家庭環境が多く、そのもつれた糸を丹念にほぐすために夫、同居する祖父母、ときに兄弟に来院してもらうことが必要な場合があります。「指しゃぶりから離れられない子どもにしたのは母（妻、嫁）で、子育てがなっとらん」という圧力のなかで暮らす養育者（母）は針のむしろです。このような関係を知るには家族全員がそろう時間に家庭訪問をすることです。応接室での座席の位置、お茶の出し方などから母親の家族内での位置、子どもの置かれている状況などが手に取るように分かります。こうすればお父さんにお母さんを支えてもらい、姑の圧力から守ってもらうとか、頑固で他罰的な祖父にお孫さんの指しゃぶりについて協力依頼の手紙を書くなどの方法が見えてきます。

指しゃぶりを治さないで治す

■母子関係でつくられる指しゃぶり

下の写真を見てください。一歳の頃から使っていたパジャマを常時リュックサックに入れて持ち歩いています。今四歳で、パジャマが移行対象です。私の母親はきびしい。いつも私のためにいてくれるわけではない。こんな対象にくらべて、移行対象は決して逃げない。私のリュックサックのなかに入っていて、必要なときはいつでも取りだし、そのパジャマは決して私を裏切らない。私はこれをたよりに生きていこう。これが、対象恒常性に乏しい子どもの移行対象です。

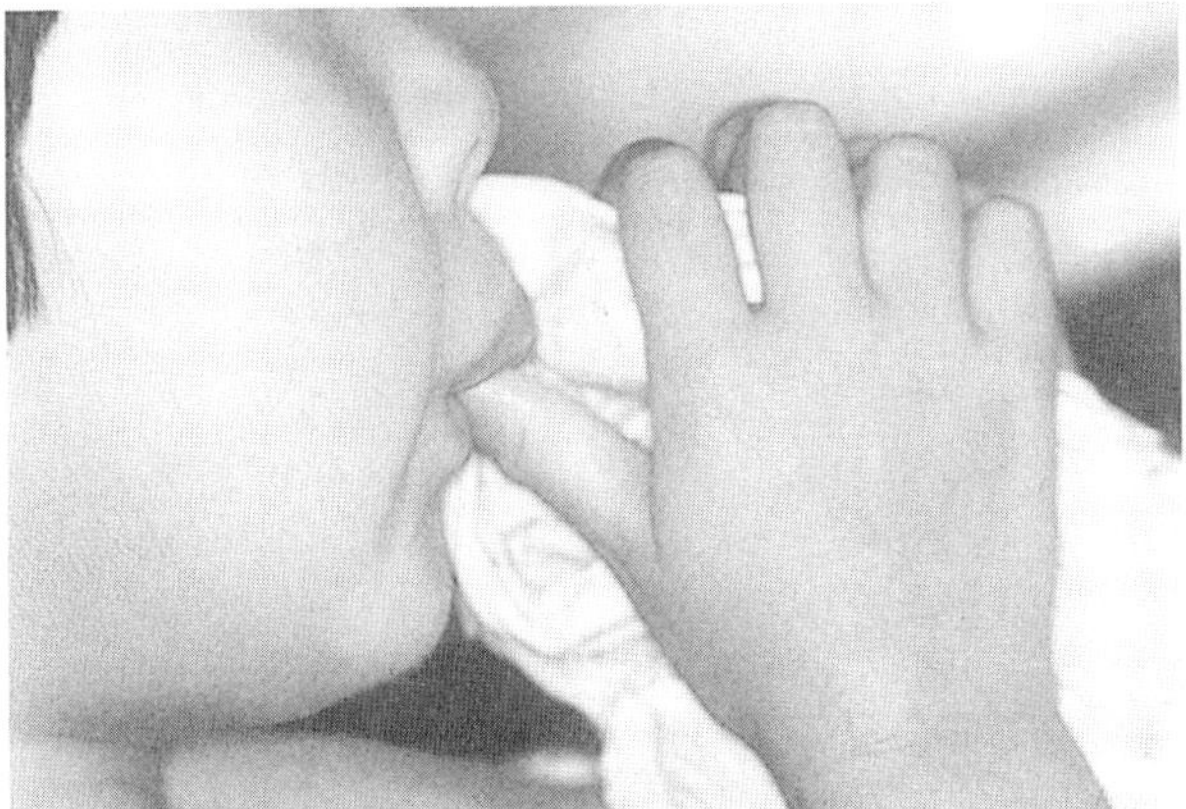

指をしゃぶるとき、ほほに愛用のパジャマをそえている。パジャマの感覚は母の肌の代用となっており、これを「移行対象」という。

そのとき、この子のお母さんに木の絵を描いてもらいます。そうしたら、お母さんはまるで一筆描きのようにあっという間に描いてしまいました。

この絵を見た瞬間に、「あぁ、これはもしかしたら、このお母さんはビシバシ型の子育てをしているかもしれない」と思いました。どうしてわかるのか、といわれてもうまくいえないのですが、たとえば、私たちが木を描くときには、大空と木の境界には細い枝や葉っぱがあります。でも、この人の絵にはそれが省かれていて、一本の線で区切られてスパンとものすごくきれいにわりきれるタイプです。こういう人は、人に指示をするディレクタータイプのお母さんで、「子育てというのは、早く大人にどうやってしてやるかです。くだらない遊びはやめさせて、良い友だちだけを選びます。体育のほうは、スイミングスクールに連れて行って、それから情操教育のほうは、エレクトーン教室に行かせています。それからですね、……」と子どもをまっしぐらに大人にし、バシッと子育てをするのがよいと思っているお母さんのタイプに多いのです。

そういうお母さんは、子どもが親の思った通りにいうことを聞かずに立ち歩くと、「すわっていなさい！」って怒ります。そうすると、子どもはリュックサックに移行対象を持っていますから、お母さんが「出して」といいますと、子どももそれをぱっと抱えてしゃぶります。そうするとお母さんの顔が、いいお顔に変わるのです。そうすると、子どもはこう思います。

「私は子どもらしく、こんなところを飛びはねて、グーンと回って遊ぼうと思っていました。だけど、私のお母さんは私が子どものような振る舞いをすると、必ず不機嫌になります。でも、私がパジャマを出して、指しゃぶりをはじめると、お母さんがいいお顔に変わります。だから、私はこれからもずっと指をしゃぶっていたいと思います」

そういう子どもを、お母さんは意図せずにつくっていることになります。

■母子関係を修復すること

私は固着した指しゃぶりを治す年齢は、指しゃぶりの程度にもよりますけれども、一応永久歯が生えてくる五歳くらいからと考えています。そして、指しゃぶりを治さないで治します。「指しゃぶりを治さないで治します」というのはどういうことかといいますと、母子関係を修復することを前提条件として、治療に入りますから、芥子をつけるとか、サックをはめるとか、口からひきぬくとか、指しゃぶりそのものを直接やめさせる方法は一切しないようにすすめます。

つまり、指しゃぶりを治す方法はなにかといったら、指しゃぶりにこだわっているお母さんの子育てを修正することなのです。

たとえば、五歳の子どもが指をしゃぶっています。どうやって治すかというと、指しゃぶりを決してしからない。指しゃぶりの手をぬかない。子どものやったよい行動はほめる。これが指しゃぶりを治す処方です。指そのものにはまったく関わらないことこそが、実は指しゃぶりを治していく近道なのです。

それはどういうことなのかというと、たとえば空中ブランコで初めて飛ぼうとする少年がぶら下がっている。そして、指しゃぶりというブランコ、あるいはおっぱいというブランコにつかまっています。下には落ちたときのために網がはってあります。そして、向こうにはお母さんが「ほら、飛んでおいで。おっぱいよりも、指しゃぶりよりももっとすてきな世界があるよ。おいで。いいから。きたら必ずつかまえてあげるから」と手をさしのべてくれる。そうすると子どもは「う～ん。指を口から離したくないな、おっぱいから離れるのはいやだな。でも、いいのかな。お母さんはそっちにいるの？　じゃあ、飛ぶからね。下はなんともない？　じゃあ、飛ぶ！」と手が離れます。そのときの不安をさっと引き受けられる力が保育者やお母さんのなかで育っていれば、指しゃぶりの問題は解決できるということです。

不用意な禁止は子どもへの暴言

対象恒常性が得られなかった子どもにとって、指しゃぶりは自分の安心への逃げ道、つまり移行対象です。その移行対象を私たちが乱暴に奪うだけではなにも問題は解決しません。

私たち歯科医の仲間たちが、一歳半とか三歳児健診に行きます。そして、「虫歯になるので、はやく断乳してください」「指しゃぶりは歯並びをダメにします。だから指しゃぶりはやめさせましょう」とやったとしましょう。指しゃぶりダメ、おっぱい吸うのもダメ、ということだけをいわれると、お母さんのなかに罪の意識ができてしまいます。なんとかして指しゃぶりをやめさせなきゃ。おっぱいをどうやって切るか。それだけが課題になってしまうわけです。

しかし、本当に私たちが助言すべきことは、「おっぱいダメ、指しゃぶりダメ」ではないのです。このころの年齢の子どもの指しゃぶりを見た医療や保育の専門家が、不用意に指しゃぶりをやめさせるように勧告することはつつしまなければなりません。満たされない子が自分の安定を守るために作り出した症状であるかもしれない指しゃぶりを、悪習慣ととらえてあげつらうのは子どもへの暴挙になる場合さえあります。

もし、お母さんの腕で指しゃぶりにふけっている赤ちゃんを見たら、保育者は「どら、私に抱かせて」と代わりに抱き取って「あら、かわいい」「ちゅーさせて」と頬に口づけして「あら〜笑った」とほっぺを指でちょんちょん、「わ〜、ぽちゃぽちゃ」「あら〜こんなに笑ってる」「いないいないばあ〜」「あら〜声出して笑ってる」と頬ずりなどをしてやりましょう。これだけの働きかけで子どもはほとんど指しゃぶりをやめてしまっています。そしてお母さんの腕に返して「ホントにかわいい子ね〜」と語りかけてあげます。ここで親がつり込まれるようにほほえんで、子どもの瞳と目が合えば、おそらく子どもは母親に笑い返してくれます。この笑い返しがお母さんの育児努力への報酬となって、お母さんがにっこり笑います。子どもとの笑いの共有、これが共感という育児の原動力です。それでお母さんが「なんか子育てって楽しい」って感じてくれたら、それが一番です。

だけど、そこで保育者や医療専門家はよくこういうセリフをはいてしまいます。「ほらね、お母さん、ちゃんと働きかけると子どもは指をしゃぶらないでしょ」と。これでは専門家としては失格です。ひと言、お説教をしないと気がすまないという「専門家意識」が、相手を遠ざけてしまいます。また、「笑ったり働きかけるのは指しゃぶりを治すための道具だ」なんて思われてしまっては大変です。共に笑う喜びを何度も何度も味わってもらい、子どもに逢うのが楽しみなお母さんへ、そして子どもとの共感を楽しめるお母さんに援助してあげることこそが、実は本当のプロなのです。

小学校四年生でも指しゃぶり

小学校四年生でも指しゃぶりが続く子がいます。親指を入れて人差し指で鼻の頭をこすって、歯でリズミカルに指を噛みます。その結果、前歯がドンドン飛び出してきて、開咬（オープンバイト）になり、歯のあいだに指がちょうど入るぐらいのすき間があいてしまいます。いわゆる反っ歯、さらに前歯がすきっ歯になることがあります。奥歯で噛んでも前歯は噛み合わない。だから、せんべいを食べるときも、糸切り歯で噛まなければバリッと割れないわけです。そういう歯並びになってしまいます。こういう歯並びは、もう自然にはなかなか治りません。永久歯になってからだと、このようなことがおこってしまいますので、その前に指しゃぶりをやめさせたほうがいいでしょう。しかし、だからといって、この子に「指しゃぶりをやめなさい！」といっても実際にはなんの役にも立ちません。実際、これまでに親は指にバンドエイドを巻いたり、しかったり、さんざんに子どもをゆさぶっていたのです。
私が、この小学校四年生の女の子の指しゃぶりを治すためにやったプログラムがあります。複雑ですので、なるべくわかりやすくするためにお芝居にしてみましょう。

■指しゃぶりを治すプログラム

岩倉　指しゃぶるの、だいすきなんだ？　そうなんだ。ねぇ、君、今学校へ行っているんだよね。どんな教科が大好き？　ない？　学校でなにか楽しいことある？　ない？　あ、そうなんだ。おうちではどんなことして楽しんでる？　ないの？　じゃ、なにしてるの？

子ども　テレビ見ているの。

岩倉　テレビかあ。テレビおもしろいのある？　とくにないんだ。あ、そうなんだ。

という調子で子どもと話をします。

岩倉　君、小学校四年だよね。どんなお手伝いをうちでしているの？　くつ？　あぁ、玄関でくつならべてる…。あぁそうなんだ。あとは？　牛乳？　うんうん、え、新聞も取ってくるの？　あぁすごいね。あとは…？

子ども　えっと…、えっと、茶碗を洗ったりするの。

母親　そんなのたまにでしょ！
お母さんが横やりを入れます。このお母さんは、（だいたい、月に一回くらいしか洗わない子がね、こんなところでお茶碗洗っているなんて、いえる資格なんてないでしょう。冗談じゃないわ）と思っているのでしょうね。そういうときはお母さんをちょっと離してみます。

岩倉　では、お母さん、ちょっとそちらのほうで絵を描いててもらえますか？
といって絵を描いてもらいます。絵といっても、心理テストのための絵です。

岩倉　ねぇ、君、小学校四年生だよね。小学校四年生だったら、そろそろおうちのお手伝いでもしてあげなくっちゃ。そうだろう？

子ども　うん。

岩倉　いい返事だなぁ。毎日できているんだろう。新聞取ってきたり、くつを並べたり…。茶碗なんかもたまには片づけるんだよね。

子ども　うん。お茶碗毎日洗おうかなァ。

岩倉　えっ。お茶碗も毎日やるのかい。

子ども　うん。やってみる。

岩倉　そう。じゃ、紙に書いて。いいかい。新聞、牛乳、くつ、それから晩ご飯のあとかたづけ。うわぁ、たいへんなことだ。できるかな？　がんばれよ。

そこで、ここまでいってから

岩倉　お母さん、三つ仕事をしていただけませんか？

母親　なんでしょうか？

岩倉　まず、指しゃぶりを決してしからないでください。また、吸っている指を抜いたりしないでください。二つめ。夜、寝るときは必ずこの子のそばにいてあげてください。そして五分間指をしゃぶらなかったらシールを貼ってあげてください。今日、帰りにシールを買っていってください。この子と一緒に選んで、一番好きなシールを探してください。

三つめ。お母さん、この子は小学校四年です。そろそろおうちの手伝いをしたいといったので四つだけ約束をしました。この四つが全部できたら、毎日ほめてあげてください。

母親　ほめるんですか？　わかりました。

父親　え〜。私は何をすればよろしいんでしょうか？

岩倉　あ、お父さん。お願いがあるんですよ。おにいちゃんがいるから、もし一週間ちゃんとお茶碗が洗えたら、おにいちゃんも家族もみんながいる前でほめてやってくださいますか？

父親　それだけでいいんですか。はい、やります。

ということで、帰っていただきました。そうして、毎日毎日お母さんはその子が寝るときいつもそばに座っています。

子ども　（指をしゃぶりながら）お母さん、なんですわっているの？

母親　ほら、あの歯医者の先生がいっていたでしょう。五分間指をしゃぶらなかったら、シールを貼ってやるって。

子ども　……（あいかわらず指をしゃぶっている）

母親　じゃ、シールなしね。

そうやっていくうちに、三日くらいたつと子どもがいいだしました。

子ども　おかあさん、五分たったらおしえて！

そうして、二分くらいたつとがまんできずに指をしゃぶってしまいますから、シールはありません。そして、五日目くらいになってくると、

母親　五分！

子ども　……（いわれたとたんにすぐしゃぶる）

それでもシールが貼られます。そして、五分が五日続いたら一〇分に変えてもかまわないよって、お母さんにいっておくのです。

そして、「テレビを見ながら指をくわえて、そのままダウン」「今日から一二分に

したが、二、三分でダウン」という調子で、やがて「一二分たったらおしえてね」といって、一二分たったら安心して指をしゃぶるようになる。そうしたらお母さんはシールを貼ってあげます。

こんなプログラムを続けていくうちに、いつのまにか治ってしまいました。

さて、この子が治ったときに、お母さんがこういいました。

母親　先生、ちょっと相談があるんです。

岩倉　なんですか？　じゃ、君はこっちでお絵かきしていてくれる？（と子どもを離れさせて）どうしたんですか？

母親　先生、指しゃぶりとおねしょは関係あるんでしょうか？

岩倉　ありますよ。

母親　え！　あるんですか。おねしょも治ったんです！

岩倉　あぁ、そうですか。それは良かったですね。

おねしょも治ったわけはあとで説明します。

■お母さんにもごほうびを

実は、この小学四年生の子のお母さんは、働いていました。それが、子どもが指しゃぶりをする、おねしょはする、ということで、お父さんからいわれて、仕事を辞めて子育てに専念することになったのです。お母さんは、「先生！　私、この子の指に唐辛子も塗ったし、バンドエイドもはってみました」と訴えてきました。そして、白衣の先生が叱れば子どもに効き目があると思われたのでしょう。でも、私は叱りませんでした。そのかわりに、子どもに課題を与え、仕事をしてもらいました。そして、お父さんにもお母さんにもほめてもらって、おにいちゃんの前でもほめてもらうことにしました。

この子は学校でもこれという得意科目もない、おうちでもグズといわれている。そのうえおねしょはするし、指までしゃぶっている、子どものおかげで会社もやむなく辞めた。そして今日もまた、台所できゅうりをきざんでいる。それなのに子どもは、テレビみながら指をしゃぶっている。お母さんがいらいらするのはあたり前でしょう。そういう感情にまでなってしまったお母さんに、もう一度この子を、赤ちゃんを抱っこしてあげるように受容できるお母さんに変わってもらうということが必要です。そのとき、お母さんにごほうびがくる回路を作ってあげれればもっといいわけです。たとえば、お母さんがご飯を食べ終わって「あぁ、おいしかった！

デザートのさくらんぼを楽しもう」と、さくらんぼを食べています。すると、そのあいだにカチャカチャと音がして、「おかあさん、茶碗洗ったけど、そのさくらんぼの皿も洗おうか？」「え？　おまえ、もう洗ったの？　ありがとう！」と、ついうっかり、本音でほめたりします。本音でほめられたときは、お母さんの声の調子ですぐにわかります。子どもは（あ、私は認められている。私は必要とされている）と思います。その必要とされているという思いが大切なのです。

この子は、今までお母さんに拒絶されていた子どもでした。その子どもをもういっぺん受け入れてあげられるお母さんに変えるためには、お母さんにも報酬が必要です。そのために、わざわざ茶碗を洗ってもらうという仕事をしてもらったわけです。そうすることでお母さんにごほうびがくれば、ほめてあげることもできるし、そして指しゃぶりのほうもだんだんとよくなり、「あら、シール貼れたわ！今日は一二分にしようかしら？」とがんばってきて、「だんだん指をしゃぶらなくなったし、おねしょもしなくなった。わぁ、この子かわいい！」ということで、もう一度受容できるお母さんに変えていこうというのがこの作戦だったのです。

■おねしょが治ったわけ

さて、この子は指しゃぶりが治ったとき、ついでにおねしょもなくなっていました。

もちろんおねしょの原因には器質的なものもありますが、膀胱からの尿意刺激は脳で多くの情報処理を受けており、心と連動しています。

この子の場合は、指しゃぶりにみられるような赤ちゃんがえりをしていたので、おしっこをとめたり出したりする尿道のまわりの筋肉を自分の意志でコントロールできない状態になっていたのだと思われます。

子どもから成人までの発達心理をまとめた心理学者エリクソンは、図のようなモデルを示してくれました。

■エリクソンの発達理論

図の左下絵が赤ちゃんの時期（口《こう》期）で、口という敏感な臓器を使ってお乳を飲み心地よい体験の積み重ねから、育児してくれる人（多くの場合お母さん）に対する信頼の感情を育てていきます。

丸い体のへこんだ場所が口を表わしています。

素敵な母子交流体験を得ることができなかった場合には、「不信」（この世のなかなんてつらいことばかりなんだ）という感情が育つとエリクソンは説きます。

歯のはえてくるⅡの2の時期を過ぎて、一、二歳の頃の子どもはⅢの3（便や尿をしないでがまんする）、Ⅲ

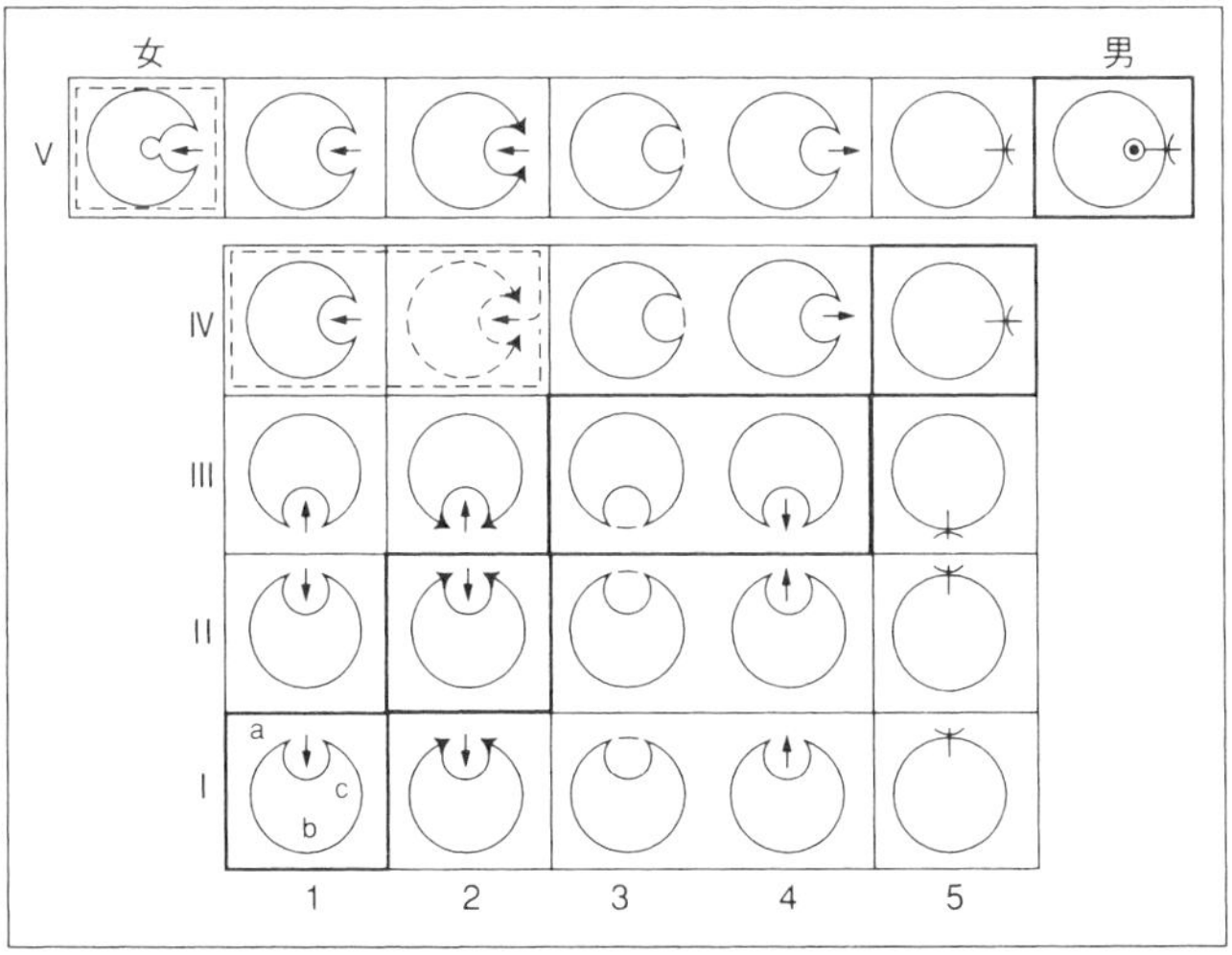

エリクソンの器官発達理論にもとづく段階図（『幼児期と社会』E.H. エリクソン、仁科弥生訳、みすず書房）より転載

の4（便や尿を括約筋を自分の意志でゆるめて排泄する）のように、肛門期に達します。

今までのたれ流しから、場所をわきまえておまるでできるようになる時期です。この時期の子どもの心の課題は「自律」、これに失敗すると「恥・疑惑」となります。「さあ、おまるでうんこしよう」「やあ、でてきたでてきた」と自分の筋肉が自由にコントロールできるようになって「自律」となります。

でもお母さんなどから「何でおしっこもらすの！」「おまるでしなさいっていったでしょ！」などとおこられ続けていると、「ぼくはうんこたれの恥ずかしい人間だ。お母さんはぼくのうんこやうんこするボクがきらいなんだ」と「疑惑」のとりこになってしまうのです。

■自己肯定感をつくる

この小学四年生の子のような学童期には、通常の発達なら、Ⅳの3、4にあたる潜伏期（横に向いたへこんだ部分は性器を表わす）にいるはずです。

この時期の課題は「勤勉性」で、これが獲得できないときは「劣等感」にさいなまれます。学業もはかばかしくなく、おねしょや指しゃぶりに停滞していたこの子は「劣等感」でいっぱいだったのではないでしょうか。

しかし、毎晩茶碗を洗い、家族みんなの前で、母からも父からも感謝されているうちに、自信が湧いてきたと思います。この年ごろの子どもの課題「勤勉性」を自分で確信したのでしょう。

「私ってやるじゃん。**I am OK.**」になったとき、エリクソンの発達の図にある「口期」から「肛門期」をのりこえて、「潜伏期」に達し、飛びこえてきた肛門期の課題「おねしょ」を克服してきたと考えられます。

■オペラント消去の操作

子どもの習癖には、指しゃぶり、爪噛み、おもらし、性器いじり、あるいはとなりの子どもを噛むとか、いろいろあります。子どもの行動には、反射でおこるものと、何らかの条件があっておこるものとがあります。オペラントというのはそういう何らかの条件があったらやることです。あるとき、たまたま指を口に入れたら、気持ちいい。またあの気持ちいいことやってみよう、とやっているうちに指を口に入れる習慣が定着したというわけです。指しゃぶりや爪噛みなどはオペラントです。

今回この女の子にやったのは、オペラント消去の操作でした。指をしゃぶらなかったらシールを貼るという方法です。

■オペラント飽和化の操作

もうひとつ方法があります。オペラント飽和化の操作という方法で、たとえばお母さんとこんな話をします。「じゃあ、お母さん、ゆっくり話をしましょう。そのあいだ、君、指しゃぶり大好きなんだって？　もしできたらね、お母さんと話をしているあいだ、ずっと指しゃぶりしていいてくれる？　ね、大好きなんだから、がんばってしゃぶっているんだよ。じゃ、おねがいします。で、お母さん、そうなんですか？　あぁ、そうですか。はい。あら、どうしたのかな？　指をはずしているよ。がんばってしゃぶっていてごらん。はい、お母さん。あぁそうですか。…あら？　がんばって、もっとしゃぶっていて。せっかく好きな指なんだから」。そうしているうちに、その子どもがだんだんいやになってきて、「すきでしゃぶっているんじゃねぇや！　なんで、おれがしゃぶんなきゃいけないんだよ」って、ぐっと指を離してきます。これが飽和化の操作という方法です。

友だちを噛む子どもの場合は、先生（保育者）の腕を噛ませてあげてください。「いいよ、噛んでいいよ。けんちゃんを噛んじゃかわいそうじゃない。先生を噛んで」といって噛ませてあげます。そうすると、噛みながら、（どうも噛んでも快感がでてこない、だって大好きなぼくの保母さんなんだもの……やだな）と思いはじめて噛むのをやめてしまいます。

噛むのをがまんできたことを「自己制御ができた」とか「思いやりの心がうまれた」と大人は勝手にいいます。けれども、実はその前提に、お母さんが好きだとか保育士さんが好きだという感情がないあいだは、自分を抑制する感情は育ちえないのです。母親や保育者に対する基本的信頼のない子どもに、そのつぎの新しい感情である他者への思いやりとか、命を大切にするというような感情はうまれてこないのです。だから、こうした場合は、「やさしくね」とか「命を大切にね」とさとす前に、そうした感情が生まれる土台のところまで戻る必要があります。

爪噛み、舌噛みの子ども

指しゃぶりから爪噛み、そして自傷行為にいたった子の例を紹介しましょう。四歳の男の一人っ子でした。

まず、爪を噛みはじめたときの様子をずっと聞いていきます。すると、やっとお母さんが思い出しました。「夫とものすごいケンカをしたことがありました、あれからずっと爪を噛むようになりました」というのです。夜おそく、お母さんが夫をなじっていたときに、子どもが「ワーン」と泣いたそうです。お母さんは寝ていると思っていたのですが、起きてきて見ていたのです。

そして、そのお母さんに「ケンカの理由をお子さんに説明してあげてください。爪噛みはやむと思います」といったら、「いやです！　私は亭主が好きじゃありません」といわれまして、こればっかりは私はどうしようもないので、「じゃあ、せめてちゃんとした理由だけでも説明してあげてください」といいましたら、「いやです」っていうんです。どうしてですかと聞いたら「ケンカの理由を話したら子どもが近所にいいふらすかもしれないので話したくありません」というので、「じゃあ、別の理由でもいいから話してあげてくれますか？」といったら、別の理由で一応説明するということで、「お父さんとお母さんがケンカしたのは、かくかくしかじか…」と子どもにいってくれました。そうしたら、本当に爪噛みがとまったのです。

ところが、一年後にこの人がまた、突然連絡してきました。「先生！　子どもが舌を噛んで、口中血だらけなんです。なんとか治してください」「え？　どうしたんですか」と聞いたら、「もう、ひどくって小児科に行ったり耳鼻科に行ったりしてもダメなんです」。

「耳鼻科に行ったらなんていわれました？」と聞いたら、「こんなにあばれる子は縫えない」といわれたそうです。

何度も噛むので今度は、小児科に行ったら、「『こんなものは診れない。精神科へ行け！』といわれたんです。先生、診てくださいますか？」といわれたので、「すぐにきてください」といったら、連れてこられました。

そのときは、さすがに血はとまっていたのですが、もう舌があかむけになっています。自分の舌を噛み、手を噛み、自分の体のあちこちにも噛み痕があります。

話を聞くと、下の子が生まれてからこうなったというのです。それで、「お母さん、おっぱいでる？」と聞きました。「はい」というので、「この子におっぱいをあげてくれますか？」といったら、（ナニ？）という顔をして私を見るのです。もう五歳になっている子におっぱいなんてへんだと思われたのでしょう。私も、「お母さん、飲ましてあげていただけますか？」といつになくきつい顔つきでお母さんをみました。そうしたらちょっとひるみまして、「はい」といってくれました。子どもはそれを聞いていました。

それから私は、「噛むと血が出ます。血が出ると赤血球が破れます。そしてなかの血色素が出てくるために唾《つば》も真っ赤に染まります。そうすると唾が全部血の色に見えます。しかし、この程度のケガだったら、どれだけ血がでても失血することはありませんので全然心配ありません。薬を飲む必要もありませんし、お医者さんへ行く必要もありませんから、どんどん噛ましてやってください」といいました。それで、「もう、お帰りになって結構ですよ。お父さん、ついでに子どもとの遊び方を覚えていきましょう」と遊び方を教えて、「お母さん、明日の朝、電話してください」と帰っていただきました。

そして次の日、電話がありました。「もしもし、噛まなくなりました」というのです。さて、どうしてなのかを考えてみましょう。

なんで、この子は舌を噛み続けたのでしょう？　この子の下に赤ちゃんが産まれたのです。お母さんはオムツを替えています。

「え？　おなかすいたの？　冷蔵庫、開ければなんだってあるでしょう。ジュースだって、なんだってあるでしょう！」。子どもが甘えてくると、「なに？　どうしたの？　つまんないの？　テレビでも見てなさい！　アニメあったでしょう。お兄ちゃんなのになにやっているの」。そういう調子でかまってもらえません。

そこで、思いあまって舌を噛んで口の中を血だらけにしたら、お母さんがそれを見て、「あ？　え？　血！　お父さん、医者！　医者！」って、お父さんが車を運転して、家族総出で医者に連れて行ってくれます。そして、診察を受けて、一段落して帰ってきて、しばらくするとまた、お母さんが「いいから、テレビでも見ていなさい！」とはじまるわけです。

しょうがない、とこの子はまた噛みます。すると、お母さんが「あ！　あ！　また血が出た」と叫びます。そしてまたまた家族総出で医者に連れて行ってくれます。みんなが僕を心配してくれている。うれしい時間なのです。このくり返しで、舌を噛むのが癖になってしまうわけです。

そして、私のところにきたときに、「おっぱいをあげてください」といわれて、お母さんが「はい」って答えた。「はい」といったときに、この子は自分の母は自分を受けいれてくれると、「受容」を感じたわけです。そして私は、「舌を噛んでも医者に連れて行かなくて結構！ドンドン噛ましてやってください」といいました。その子は（冗談じゃないよ、結構痛いんだぞ！出血しちゃうんだぞ！これで医者に連れていかない？それじゃ、もうやめた。お母さんだって僕が好きみたいだからもういいいや）と思うわけです。

結局、なにをしたかというと、もう一度赤ちゃんに戻してあげたということなのです。もとに戻したうえで、そこから前に進むのです。この子はだからといって、お母さんからお乳をもらったわけではありません。母の自分への想いが確認できたら、五歳の子どもにはもうそれで満足なのです。

共感と受容

■子どもの攻撃性

さて、この写真は障害者の施設にあった木製のカウンターです。妙なあとが見えます。これは、全部、噛んだあとです。たくさんの入所者が、つぎからつぎへとこの木を噛んでいくのです。なんでこんなことをするのでしょう？　それは、この子どもたちのなかにある不全感がつくりだした「攻撃性」というものです。心理学では人の心に「エロス」と「タナトス」があるといいます。それは、障害者にかぎらず、人間のなかには常に存在しているものです。

「う〜ん。おかあちゃん、大好きぃ。おかあちゃん、おっぱいちょうだい！　おかあちゃん、頭なぜて！」とかいっているのが「エロス」だと思ってください。それから、「おれがあんなに泣いていたのに、おっぱいくれなかったじゃないか！このやろう！　おまえのおっぱい！　ゆるさねぇ！」というのが「タナトス」。死への衝動とか、攻撃的な衝動ともいいます。

人間のなかには、「エロス」と「タナトス」が同居して、両方あってひとりの人

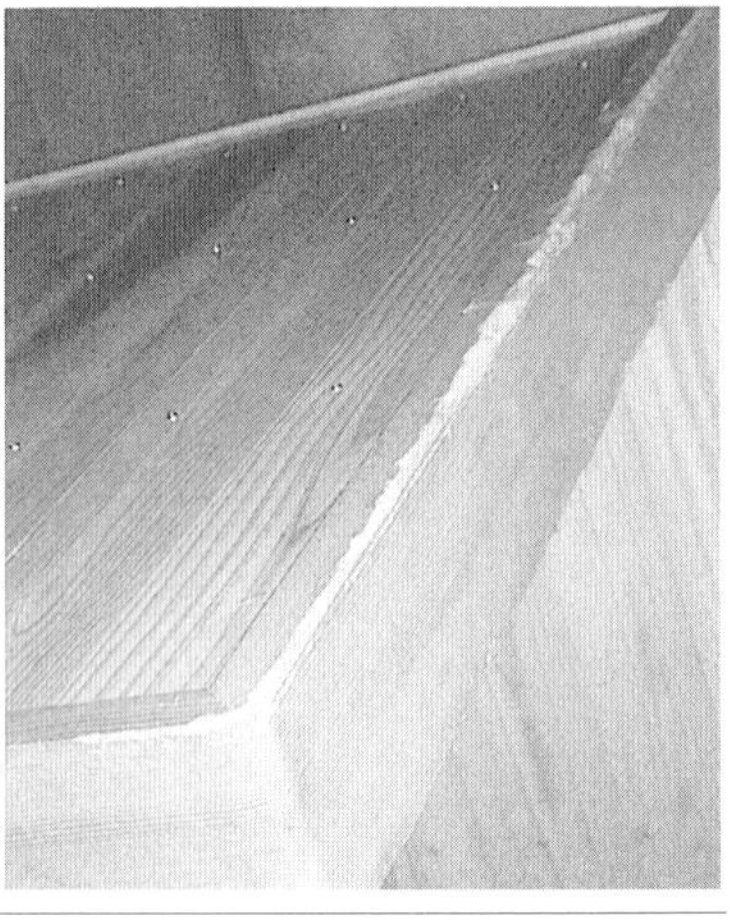

木製のカウンターのかどを障害者施設の入所者がつぎつぎとかじった跡。

間なのです。ですから、子どもを受容するということは、両方を受けとめるということにほかなりません。かくあるべき姿があって、それだけが正しい子ども像であると思っている人が保育に関わりはじめると、大変厳しい視点で子どもを育ててしまうことがあります。そういう人に保育された子どものなかに、抑うつ的性格や指しゃぶりの強い子どもができやすい傾向があります。

■ファンタジーの世界を受容する

赤ちゃんが泣いているときのことを考えてみましょう。

「アーン、アーン、アーン」。普通お母さんは、この声でそばに行って「ほら、どうしたの？　おっぱいかなぁ？　あぁ、おっぱいだった！　どうぞ、どうぞ」って授乳してくれます。この場合、赤ちゃんはおなかのすいたという明確な認識はなく、自分の体のなかにおこってきた、わけのわからない不快感を感じてただ泣くだけです。この不快感は、自分の体のなかからわきおこっているのだけど、赤ちゃんの視点からすると、わけのわからないイヤなものが外から自分をジワジワと攻め込んでくるというような感じです。そういうときに、「なんだ！　このイヤなもの。出てけ！　出てけ！」、それで「アーン、アーン、アーン」と泣くのです。この泣いているときの「アーン」は、自分に攻め込んで攻撃してくるものから逃れようとして闘っている状態なのです。

こういう状態のことを「分裂の構え」といいます。不快感は自分のなかでおきていることなのに、まるで外から攻めてきているように感じるのです。大人におきかえれば、不快感や生きづらさ、不全感を「イヤなものが私をねらってる。ＵＦＯでやってきた宇宙人にはリストがあって、いつもおれをねらっている」というような妄想として感じることと似ています。

たとえば、赤ちゃんがケガをしたとします。ひざにバーンといすがあたりました。そうすると、保育士さんはどうしますか？「痛かった？（いすにむかって）こいつが悪いんだ。め！　どこ痛いの？　ごめんねぇ。痛かったねぇ。おーし、今やっつけてやるからね。痛いの痛いの飛んでいけ！　どう？　治った？」なぁんてやります。痛みはなかからおこっているのであって、外からきたわけじゃない。でも、「痛いの痛いの飛んでいけ！」といえば、子どもはそのイメージをちゃんと受けいれます。なぜか。子どもは分裂の構え、ファンタジーの世界に住んでいるからです。ファンタジーを認められる、それだけの度量が親や保育者になかったら、子どもを育てる力はありません。子どもの心には、うそっこと本物がわけがわからないようにいりくんでいます。それを、全部受容できる力がある、そういう人たちが、子どもと一緒に共感できる力があるのです。

■共感の発声

おっぱいをあげるときに、二種類の保育士さんがいます。ある保育者は、「○歳児担当なのよ。手のかかる赤ちゃんが三人もいるのよ。冗談じゃないわよ。ちょっとバスタオル持ってきて。これに哺乳ビンをのせて、さぁ！　飲んで！」と口に当てがうだけで抱きません。飲んでいる途中でひと休みする子もいますが、そのとき「なんで、やめるのよ。ほれほれ！」と口のなかに哺乳ビンをつっこみます。子どもは（ちょっとまってくれ）と思っているけど、つっこまれて飲みます。

もうひとりの保育者は、子どもを腕に抱いて、ゆったりと哺乳ビンを当てがいます。子どもが一飲み終わってうれしそうに「くっ！」っと声をだしたりすると保育者が思わず「うっうん」と自分も少しおくれて声を出しています。

どうして保育士さんに返事がでてくるのでしょうか？　たとえば便秘の赤ちゃんが、ブリッとうんこをだして、お母さんが「あぁ、三日間のうんこが全部でた！」と思ったとき、まるで、自分の宿便が出たときのようなさわやかさを体感します。それで、「う〜ん。気持ちよかったねぇ」とついつい赤ちゃんのおなかをさすってしまうお母さんがいます。これが共感で、それと同じように、おっぱいを飲んで赤ちゃんが「くっ！」と声をだしたときに、（あらぁ、うれしかったでしょう。そう。おいしかったぁ）と思いながら、「うっうん」といってしまう。これも共感です。

子どもの声出しから少しおくれて保育士やお母さんが声を出します。この遅れは、自分がステキだった時期を思いだすのに必要な時間です。（えっと、これはどんな感情だったのか、楽しい感情？　え？　あぁ、この感情だ！　わぁー、私も覚えてる！）と思ったときに、出てくる声です。こうした共感できる力、受容する力、それこそが「指しゃぶりを治さずに治す」秘訣といえるでしょう。

■口指あそび

一歳半健診で、歯みがきをやりなさいと指示されたお母さんが、子どもをおさえつけてがんばる姿をよくみかけます。子どもをはりつけの刑にして、ひらいた両腕をお母さんのふとももで抑えつける様子をみていると、「親子の豊かな交流をこわしてまで歯をみがかないで！」と歯科医師ながら叫びたくなります。

ここで、乳幼児を歯みがきにならしていくもっといい方法を紹介しましょう。

○《ゼロ》歳の頃から、子どもの体をよく触り撫でてあげます。ほほのあたりに人差し指をちょんちょんと触れ、ついでに楽しく声を出します。つぎに「モシモシ」といいながら唇に指でふれてやります。子どもが笑ったら、唇の間に指を入れてみます。

指を口に吸ってくれたら、下唇を指でリズミカルになでます。それからまだ歯のはえていない歯ぐきの土堤をさわり、上唇のほほの粘膜をそっとなでます。子どもがベロでさわってきたら、「クックッ」と笑って応えてあげます。

こういうことを日毎にくりかえすうちに、子どもは口にかかわってくれるのを楽しみに待つようになり、いざ歯が萌えたときにはよろこんで口の清掃を受け入れてくれるようになります。

哺乳ビンで子育てをしているお母さんは、自分の指を吸う赤ちゃんの力強さに感激するでしょう。乳房を吸われているお母さんは、こんな素敵な刺激を子どもからもらっているのです。

できたらお父さんもやってみてください。指を吸われながら、子どもの生き抜く力と愛らしさを実感すること請け合いです。

この口指あそびは、結果的に指しゃぶりの防止にも役立ちます。口への十分な刺激と親との楽しい交流で満足した子どもは、わざわざ自分の指を口に入れる必要もなくなってしまったわけで、豊かな五感による交流は子どもの成長の必須栄養素です。

母親とどう共感するか

保育士に向かって、三、四歳の子の「指しゃぶりはやめさせてください」「しかってやってください」というお母さんがいます。そのときにどうすればいいか。子どもの指になにか塗ったり、いろんなことをやってみてももちろんダメです。そういうときは、お母さんたちに「こうしたら」と子育てのやり方を教えることになります。でも、現場の保育者からはこんな答えがかえってきそうです。「ひとりひとり『こんな子育てをするべきですよ』って指導でもしてごらんなさい。お母さんたちから総スカンをくらいます。意見をいえばいうほど、お母さんがさけていってしまいます。」

じゃあ、どうしたらいいのでしょう。私たちはプロだから、お母さんを「指導」する——というスタンスをすてましょう。「お母さん、お父さん、保育って私たちだけでやってはいけないの。みんなでやったほうが絶対おもしろいから、ドンドン園にきてくんない？　年休とって遊びにきてよ」とはたらきかけます。子どもをお迎えにきたお母さんをみつけたら、「あらぁ、元気にやってる。ステキなお菓子があるの。きてきて。お茶飲んでいかない？」といってさそって、「あぁそうなの。

うん、うん。そうだったの。大変だったねぇ」と、話の聞き役になります。これは指しゃぶりとは直接関係ありません。でも、お母さんにとって大事なことは、お母さん自身が他人に受容されたという、すごくしあわせな感覚を自分で体験することなのです。

子どもを育てるのってすごく楽しいこと、そして受けいれてもらうというのはすごく楽しいことだっていうことを体験していないお母さん、そういうお母さんは子どもに共感できないのです。だから、指しゃぶりを治したいといったら、遠回りかもしれないけど、そういうお母さんを受容してあげることです。

「きょう何時までやったの？　あら、また残業、続いたの。大変だったねぇ。子ども元気よぉ。すごく育っている。今日、こんなことがあったのよ。あら、ちょっとおいで！　かわいいじゃないの。ほらほら…ちょっとやってごらん、お母さん」って、こんな調子です。いろんなお母さんがいますが、いろいろ話をしていくうちにだんだん共感と受容が生まれていきます。

逆に、指しゃぶりをしている子どものお母さんを指導するのだと保育士がかまえたら、果たして母親は変わりうるでしょうか。

「お宅のお子さん指しゃぶっていますけど」といいかけると、

「えぇ、知ってますけど。えぇそれは園のほうでしかってやってください。お願いします。え？　私の子育て？　わかっていますから、子育てのことは。はい。一生懸命やってます！　ありがとうございます（アンタから教わることはないわよ）」

　ということになりがちです。そういうお母さんたちに、もうひとこと、もうひとこといおうと思っている保育士さんたちは、母親との間にますます距離ができてしまいます。

　プロとしての指導にこだわらず、そのお母さんが本当に受容ってどんなことなのかということを自分自身で体験できるステキな場所をまず保障する、それと同時に自分の子どもを客観的に見れる場所も保障する。子育ての集団のなかに入っていってもらう。そして、子育ての楽しみをおおいにエンジョイしてもらう。このことが大切です。プロはプロであることをやめたときに本当のプロになれるのです。

　と同時に、もっと大事なことがひとつあります。指しゃぶりをする子どものお母さんにはおそらく大変なストレスがあります。そのお母さんのストレスにどうやってけりをつけるかです。一番いい方法は、子育ての責任を母親一人に背負わせないために、まずお父さんを育児に参加させることです。

　お父さんを育児に参加させる一番いい方法、それは父母会を活発にすることです。そして、お父さんがドンドン表にでてくるようになって、「おれは今日、仮装行列で、サンタクロースやるんだぁ。アハハハ。来年は三人でやろう！」っていって、運動会の企画まで父母会で決めてもらうように努力することです。そのうちに、「おれたちの園には築山《つきやま》がなくてさびしいよなァ。今度トラックいっぱい土もってくるから、みんなで作らないか？」「そりゃいいね。リヤカーが家にあるから持ってくるよ」なんてお父さんたちの会話がはずむようになります。やがて、お父さんはこういいます。「うちはもう最後の三人めで、卒園しちゃうんだよな。この保育園から別れるのが寂しいから、もしできたら、母ちゃん、もうひとり産んでくれないか？」

どうしてそういう父ちゃんができるかというと、会社ではすべて上下関係の序列ができています。保育園で活動していると、子育てだけがテーマですから、上も下もなにもないから気分がいいわけです。「保育園で子どもの話をしながらビール飲むのが一番うめぇや」って環境ができれば、すばらしいと思います。

だから保育士や職員だけで園を囲い込まずに、どんな企画もオープンにして、いきいきとした父母組織をつくることをおすすめします。

五感を大切にする子育てを

みなさんご存知かと思いますが、条件のそろった乳児院の保育士さんは子どもと一緒にお風呂に入ります。三歳か四歳の子どもが「おっぱいを吸わせて」といいます。乳児院の子はお父さんやお母さんがいませんので、子どもはおっぱいを見るとそれにつながりたいと思います。担当の保育士さんはまだ若いので、先輩の保育士さんが「いいわよ。いいわよ。あなた、おっぱいなんか吸わせなくても。私のおっぱい吸わせればいいから、必要なときに呼んで」といいます。それで、子どもが「おっぱいがほしい！」といったときに「山田先生！」と呼ぶと、山田先生が走ってきます。「はいはい、おっぱい」、そこでその子は山田先生のおっぱいを吸うかというと吸いません。

おっぱいなら何でもいいわけではなくて、いつも世話をしてもらえる担当の保育士さんのおっぱいがほしいのです。それはどうしてなのか？　それは、その子にとって、担当の保育士さんとの大切なコミュニケーションだからなのです。

明治、大正の頃まで、母親はブラジャーをつけていませんでした。和服の胸をはだけると乳房があり、子どもは半ば自由になかをまさぐり乳首を吸って幼少期を過ごすことができました。豊富な母子のアタッチメント（愛着行動）があれば指をしゃぶる必要のないことをジンバブエの子どもたちが教えてくれます。ほんのこの間まで、私たちはこうした方法で子育てをしてきました。今、私たちはブラジャーでガードしてその上に服を着込んで、完全防備のなかで子育てをしています。

エリクソンはアメリカ原住民居留地の六歳の子どもが、乾パンを食べながら、渇いたのどを潤すために母の胸から乳房を引っぱり出して吸っている光景を見て、子育ての本質に気づき、器官発達理論をまとめあげました。

今の日本では一歳で断乳が推奨され、子どもから乳を奪った一方では指しゃぶりをやり玉にあげています。

そして、子育てのプロという人たちが「子どもには声がけが必要です」といっています。声がけ？　そんなものは人類が考えついたコミュニケーションの一番最後のものです。一番最初に動物がコミュニケーションでつかったのは、五感です。体の接触です。そういうものを通じてはじめて、実は人のあいだに信頼の感情が芽ばえたのです。そして、お母さんを信頼して始めて、お母さんのオッパイを噛んだりしたら「イタイ！」と悲しませるので、赤ちゃんはオッパイを噛まないように我慢しようという思いやりの感情が派生するのです。思いやりとか、衝動の抑制などのつぎの感情が育つには、言葉は役に立ちませんでした。一番最初に生まれたこの素敵なコミュニケーションが修復されなければ、そのあとでどれだけの正しい言葉がけと指導を行ったとしても、残念ながら子どもを本当に成長させてあげる環境をつくることはできません。

二歳から英語のテープを流す早期教育、テレビ・ビデオによる子守、服を着るにも、保育園への道々も「早く早く」とせかした育児をしている親に、「言葉がけが大切です」と助言するだけでは、親は子育てを楽しむことはできません。母親に育てられた子ザルに指しゃぶりはなく、母から隔離された子ザルが指しゃぶりをしています。言語による操作的育児の行き着くところ、それは母親はいるけれど母親のアタッチメントは不在ということにならないでしょうか。親も保育者も、ヒトは五感をたよりに進化してきた動物だったという原点にたち返り、子育てを楽しみ、楽しませてあげたいものです。

五感を大切にする、そういう子育てを私たちの生活全体のなかにいきわたらせることで、結果的には指しゃぶりを克服していける、そういう環境をつくっていけるのではないでしょうか。

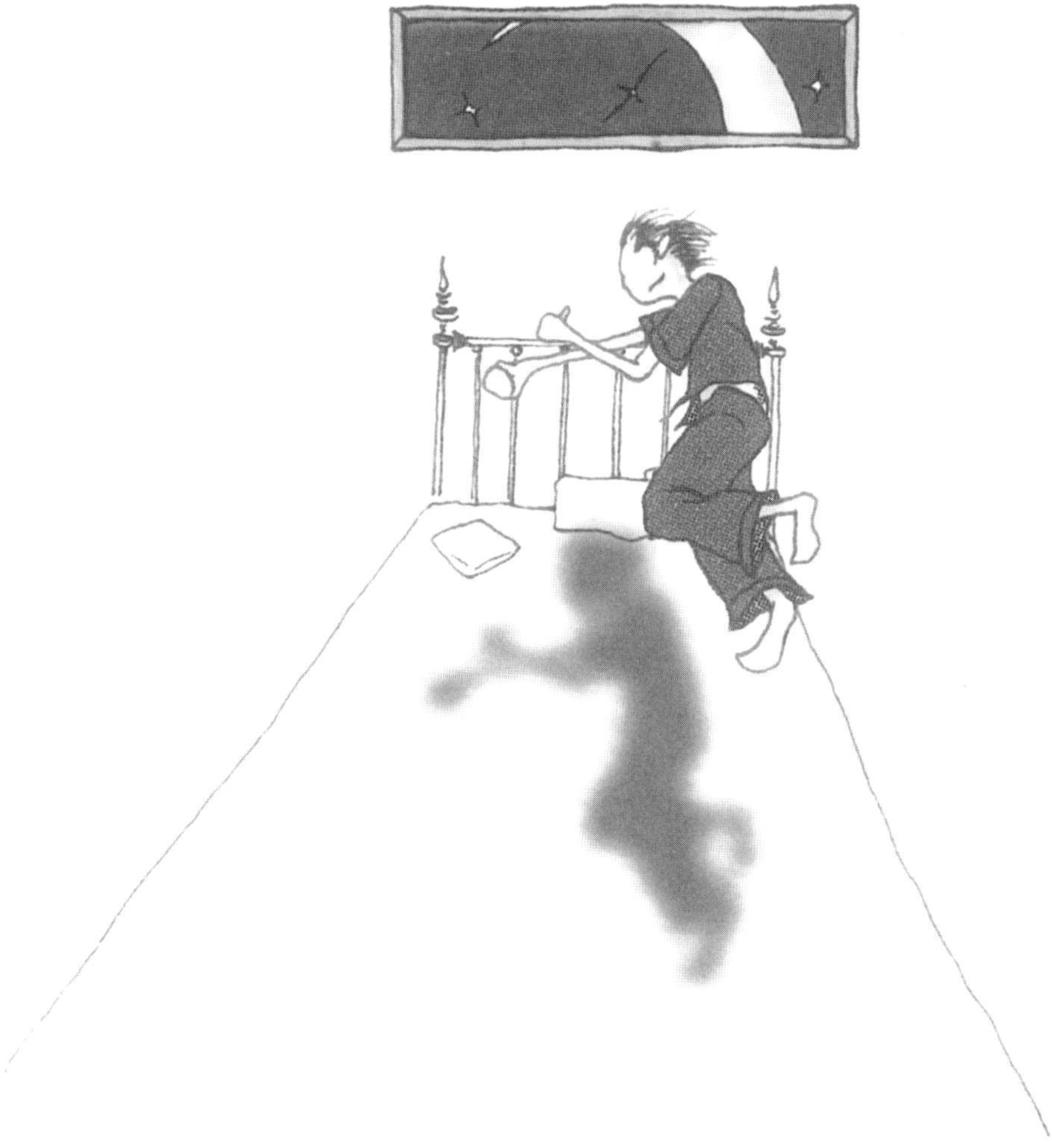

■参考文献

(1)岩倉政城　口を通した子どもの発達（芽ばえ社、一九九八）

(2)岩倉政城　口から見た子育て（大月書店、六二―七四、一九九一）

(3)岩倉政城　子どもの発達に及ぼす口の役割（母と子の健康　一一：三三―三七、一九八九）

(4) Humphrey, T. Reflex activity in the oral and facial area of the human fetus. Bosma, J. F. (Ed.), Second Symposium on oral sensation and perception. Springfield: Charles C. Thomas. 1970, pp. 195-233.

(5) Marchini, G., Persson, B. and Uvnas-Moberg, K.: Metabolic Correlate of Behavior in the Newborn Infant: Physiology & Behavior, 54:1021-1023, 1993.

(6)高橋　滋、鳥山義仁、上里忠之、湊　通嘉、大出　集、村田　直、高田昌亮、新津直樹、馬場一雄　双胎・低出生体重児の新生児期発達におけるおしゃぶり刺激と触覚刺激（日本新生児学会雑誌、一八：三六六―三六九、一九八二）

(7) Erikson, E. H.: Childhood and society Second edition. W. W. Norton, New York, 1950.

(8)西條崇子、米津卓郎、町田幸雄　一歳六ヶ月から五歳にいたる小児の口腔習癖の推移と咬合状態との関連性について（歯科学報　九八：一三七―一四九、一九九八）

(9)横井勝美、山内哲哉、鈴木善子、福田　理、黒須一夫　過去一〇年間における口腔習癖の臨床的観察　第一報発現頻度と年次推移（小児歯誌、二四：四五〇―四五八、一九八六）

(10)真柳秀昭、山田恵子、桜井　聡、千葉桂子、神山紀久男　一歳六ヵ月児歯科健診に関する研究―口腔習癖と歯科疾患との関係について―（小児歯誌、二二：二九四―三〇五、一九八四）

(11) Honzik, M. P. and McKee, J. P.: The sex difference in thumb-sucking: J. Pediatrics. 61: 726-732, 1962.

(12) Larsson, F. F. and Dahlin, K. G. The pleavalence and the etiology of the initial dummy_ and finger_sucking habit. American J. Orthodontics. 87: 432-435, 1985.

(13)ボウルビィ、母子関係の理論。愛着行動（黒田実郎ら訳、岩崎学術出版社、二六〇―二六四、一九九一）

(14)歯科矯正学　第二版（医歯薬出版、榎　恵、監、一一四―一一五、一九八七）

(15)青葉達夫、真柳秀昭、神山紀久男　保育園児の前歯部咬合状態と口腔習癖に関する二二年の推移―仙台市保育園児における断面調査の比較―（東北大歯誌、一四：一九二―二〇〇、一九九五）

(16)斉藤　徹　吸指癖による乳歯列前歯部開咬が永久歯列に与える影響に関する研究（小児歯誌、三三：七三三―七五二、一九九五）

◉著者略歴

岩倉政城

（いわくら・まさき）1943年生まれ。1968年、東京歯科大学卒業。1973年、東京医科歯科大学大学院修了、東北大学赴任。1974年、宮城子どもの歯を守る会結成。1984年、東北大学大学院助教授、2007年、尚絅学院大学教授、現在にいたる。

著書

『たのしくむしばをへらす本』東京母親大会連絡会

『口からみた子育て』大月書店

『口を通した子どもの発達』芽ばえ社

『五感ではぐくむ子どものこころ』かもがわ出版

◉企画協力——新日本医師協会東京支部

子育てと健康シリーズ⑭

指しゃぶりにはわけがある

2001年1月19日第1刷発行

2019年4月20日第20刷発行

定価はカバーに表示してあります

◉著者——岩倉政城

◉発行者——中川　進

◉発行所——株式会社　大月書店

〒113-0033 東京都文京区本郷2-27-16

電話(代表)03－3813－4651

振替 00130－7－16387・FAX 03－3813－4656

http://www.otsukishoten.co.jp/

◉印刷——祐光

◉製本——中永製本

ISBN 978-4-272-40314-1　C 0337